U0278284

Flexible and Focused

Teaching Executive Function Skills to Individuals
with Autism and Attention Disorders

孤独症及注意障碍人士
执行功能提高手册

[美]阿德尔·C. 纳佳德沃斯基（Adel C. Najdowski)◎著

陈烽◎译

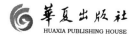

华夏出版社
HUAXIA PUBLISHING HOUSE

目　　录

前　言

　　传统来讲，"执行功能"（executive function）这个词指的是位于脑前额叶区域的"主要功能系统"，其作用是参与认知过程，个体为了实现某种目的而采取某种行为离不开这些认知过程。常见的执行功能包括工作记忆、启动任务的能力、保持专注的能力、行为抑制能力、灵活应变能力、规划能力、组织条理性和解决问题的能力。如果对这些概念不太熟悉，可能听起来会觉得乱七八糟的。如果你现在一头雾水，不要着急，说实在的，我第一次接触这些概念的时候也是这样的感觉。

　　从实用性出发，要解释执行功能的概念，最简便的方法就是举例子。想象一下如果是我家老人问"执行功能是个啥呀"，我就用下面这个例子给她解释。日常生活中，我们为了管理自己的行为所做的一切都与执行功能有关。比如，我们跟人约着见面，为了按时赴约就要做很多事情，而所有这些事情都与执行功能有关。首先，要提前计划一下约在什么时候（这就要用到规划能力）。然后，要根据自己的日程安排选个空闲时间，不耽误自己完成其他事情，同时还要留出花在路上的时间，以防万一，最好提前过去。如果前去的那个场合有着装要求，或者需要带一些东西，那就需要至少提前一两天去买好。前一天晚上想想还需要做什么，提前做些准备，比如把油箱加满、把衣服熨好挂好、提前收拾好包（这需要有组织条理性），还要想想该带什么，用不用带点饮料小吃或者饭什么的。除此之外，还得算算路程有多远、路上堵不堵车、需要多长时间，再决定什么时候出发，然后还要想想自己洗个澡加上吃早饭需要多长时间，最后再喝口水、吃点什么，来不来得及准时出门。估算完这些之后，还得定个闹钟，保证自己能按时起床（这要用到时间管理能力）。第二天早上闹钟响了，就得行动起来，完成出门前的所有准备工作（这要用到启动任务的能力）；还得记得要做什么（这要用到工作记忆），做的时候还得全神贯注（这要用到保持专注的能力），这样才能保证按时出门；还要注意不能让自己因为社交媒体、电话或者其他不相干的事情分心，以免耽误自己的日程（这要用到行为抑制能力）。赴约路上，你开着车刚要下高速，却突然发现前方出口关闭，这个时候就得当机立断，开到下个出口再出去。你在车里喝了一口咖啡，没想到弄洒了，偏巧那天穿的还是件白衣服。你看了一下时间，发现如果停下车把衣服弄干净的话时间就来不及了，于是决定把车上放着的开襟毛衣套在脏衣服外面。然后，你想着如果有机会上洗手间，得尽量把衣服上的咖啡渍洗掉（这要用到解决问题的能力和灵活应变能力）。最后，终于赶到了约好的地方，比约定时间提前了几分钟。你观察了一下洗手间的位置，决定找时机去一趟。

你看！发现了吗？就为了一个约会，一个人需要调动多少自我管理的能力？也难怪新手家长总是很抓狂了。他们不但需要管自己，还需要照顾宝宝，因为小宝宝还没有能力独立完成这些任务。随着孩子渐渐长大，家长开始慢慢放手让孩子自己做一些事情。很多普通孩子就算不是自己分内之事也能处理得很好，但是，也有些孩子就连自我管理都应付不来。这些孩子没有条理性，特别容易走神儿，常常忘了自己在做什么，就连做好上学准备这样的事，都得家长不停地唠叨才能完成。执行功能弱的孩子总是分心，所以不管是上学还是参加课外活动，迟到对他们来说简直就是家常便饭。他们总是丢三落四，带出去的东西忘了带回来，也记不得丢在哪儿了，不是外套就是水杯，要不就是足球。甚至在家也能丢东西，因为自己的东西从来不收拾。回家做作业的时候才发现教材没带回来，好不容易做完了作业，第二天可能又忘了交。书包、桌子、柜子，永远乱七八糟的，像垃圾堆一样。他们行事冲动，做事总是不过脑子，考虑不到后果。一碰到问题很容易就卡住了，不能灵活应变，控制不住情绪。光是想想这些情况，就已经够让人筋疲力尽了，对家长来说是这样，对需要学习的孩子来说更是如此，毕竟他们每天都会被家长、老师和教练批评责难。

本书可以提供怎样的帮助？

传统观点认为，执行功能属于大脑功能，不过，在看这本书之前，请你花点时间了解一下我。我并不是神经学家，而是心理学博士，同时还是一名行为分析师–博士级（简称 BCBA-D），专业背景是行为分析，因此，我的观点是所有的执行功能其实都与行为有关。例如，大脑的记忆功能就与人的行为有关。想要记住刚认识人的名字，可能嘴上需要念个一两遍，再想想还有什么人也叫这个名字，或者请对方解释一下每个字都怎么写，这样的话，脑子里就能有个大概的印象。这些都被认为是人的行为，同时也属于大脑记忆功能。另外，我还认为，行为是可以通过亲历和体验去学习和巩固的，因此，虽然有些在执行功能方面存在缺陷的人好像无法完成某些相关行为，但只要与执行功能相关的行为中部分可以习得，哪怕只有一小部分，我们都有可能对其进行改善。虽然我提出了执行功能与行为有关，但是请千万不要误会这是在否认大脑在其中的作用。我想表达的意思是：作为改变行为的推手，我们应该竭尽所能，帮助那些在执行功能方面有缺陷的人去学习这些行为，让他们也能够充分发挥自己的潜力，通过这些行为实现自己的目标。目前为止，因大脑构造问题导致功能不够完善的情况还无药可治，也不能通过手术解决，但是如何帮助人们学习提高、努力改进，还是有经证实有效的原则和步骤可循的。简而言之，本书的目的就是根据上述原则和步骤，为从业人员、教育人士以及家长提供实用工具，让他们能够帮助有需要的人士改善执行功能。

本书适合哪些人读？

前文举过一些例子，描述了一些行为无序的表现，跟你家孩子像吗？或者跟你接触过的个案像吗？你想要教给他们一些自我管理的方法吗？如果回答是肯定的，那么看这本书就对了！本书的目的就是为广大从业人员、教育人士以及家长提供简单易用的教程、表格和工具[①]，帮助他们应对在执行功能障碍人士身上常见的问题。

---

① 编注：可登录"华夏特教"公众号，获得本书配套在线资源。

本书对哪些群体会有帮助？

无论是学前儿童，还是成人群体，都可以从本书中获益。我从 1995 年起就开始与孤独症谱系障碍群体打交道，对这一群体很有感情，在这个方面也很擅长，这是自然而然的。不过，本书提到的应用行为分析的原理和程序对于所有人群都是同样适用的，这也是本书的理论基础。应用行为分析的基础是学习理论，这一理论适用于所有人，利用这个原理，可以使人的行为发生有意义的改变。例如，我们可以通过应用行为分析来实现一些目标，减肥、锻炼、戒烟，或者提高工作效率、提高数学和阅读能力，等等。因此，凡是在执行功能方面存在缺陷的人，都可以从本书推荐的做法当中获益。如果你不确定自己关心的人是否需要这种干预，那么可以找到具备评估资质的专业人士使用《执行功能行为评估表（BRIEF）》（Gioia, Isquith, Guy & Kenworthy, 2000）这类量表对他进行一次执行功能水平评估。

除了孤独症谱系障碍，还有一些其他障碍也常常会伴有执行功能缺陷，比如注意力缺陷多动障碍（ADHD）、阅读障碍、外伤性脑损伤以及学习障碍等。诊断为上述这些障碍的人群都有各自不同的特点，但从实践的角度而言，最重要的不是到底定性为何种障碍，而是找到有效的教学方法，针对想要改善的能力缺陷进行干预。前文讨论了执行功能障碍可能会导致的一些困难，如果你认识的人有这样的表现，那么他（她）就可能从本书提供的课程中获益。

给认证行为分析师（BCBA）的建议

如果个案接受应用行为分析干预服务的费用是由保险覆盖的，那么认证行为分析师是不能制订与"学业"相关的干预目标的。因此，即便你感觉本书中有些课程对于个案非常重要，可能也无法放开手脚去针对这些技能进行干预。在这种情况下，可以试试培训家长来实现干预计划，教会家长去开展相关课程。除此之外，因为本书所讨论的许多技能都会直接或者间接地影响到个案在某些方面的表现，而这些表现又恰恰是孤独症谱系障碍的核心症状，所以，如果想要明确本书所提供的干预方法对于个案是否必要、效果如何，应该将孤独症谱系障碍症状与执行功能联系起来考虑判断，这样才会有帮助。

本书内容安排、形式风格

本书是站在从业人员的角度写的。写作本书的目的就是提供操作性强的课程，用以改善执行功能。读者可能已经注意到了，本书的写作风格比较自由简单。书中提到的所有原理、所有方法都来源于学术期刊上已经发表的实践研究，只是那上面的语言全都无聊而乏味。在本书"参考文献"以及"其他资源"部分①，读者可以找到上述出版物中的绝大部分，如果你感兴趣，可以仔细查阅。如果用专业术语表达，本书课程中提到的能力，其基础是复杂的互动性语言、规则控制的行为、等效刺激以及关系框架理论。如果阅读本书的你是位学者，或者对此感到好奇，建议可以查阅参考文献和附录中的相关内容。不过，本书的目的还是在于帮助读者付诸实践，因此语言风格就比较接地气、生活化。阅读的时候，甚至可能会觉得是在跟我促膝谈心。如果真是这样的话，那就再好不过了！如果是研究人员，那么我希望在看书的时候你能够代入临床一线人员的身份，这样就比较容易接受这种不太正式的腔调。对于从业人员和家长来说，本书就是为你们所写、为你们所用的，希望你们能够喜欢。

本书第一章名为"课程的理论基础"，内容主要是行为分析的理念和原则，在其他章节的课程中将会用到这些原理。第二章（自省、自控、自治），第三章（注意力），第四章（组织条理性），第五章（解决问题的能力、时间管理能力和规划能力），第六章（工作记忆），第七章（情绪调节能力和灵活应变能力），以上章节中提到的所有能力都是由执行功能组织调控的。这样按照执行功能来划分章节，可能会给人一种感觉，好像这些能力之间互不相关、各自为政似的。但实际的情况是这些能力是互相关联的，要按照各个章节中提供的课程进行干预，必须同时调动多项能力。例如，想要专心，就必须有抑制能力才能避免分心；想要记得手头的工作，就必须调动工作记忆。因此，选择不同的课程针对个案进行干预的时候，一定要记住这一点。比如，你可能觉得个案没有注意力方面的问题，但后来才发现他在规划能力方面迟迟没有进步，其实是因为注意力缺陷（无法专注进行任务规划）。上述各个章节的课程中还提供了数据表、工作表、视觉辅助工具，所有这些都可以应用在教学过程当中。最后一章是第八

---

① 编注：登录"华夏特教"公众号获得在线资源。

章，名为"可能出现的问题、预防措施或解决方法"，旨在提供思路，帮助你解决在实践过程中可能遇到的问题。毋庸置疑，问题肯定是会有的，因为没有什么放之四海皆准的万全之策，适用于所有个案。我一个人也不可能把读者可能遇到的问题都考虑进去，不过，我确实希望本书至少能涉及最为普遍的问题。和做其他事一样，本书提供的课程也是按需取用、"量体裁课"，这样才能满足不同个案的个别化需求。

第一章　课程的理论基础

在本书提供的所有课程中，有几条主要的原则贯穿始终。既然每一章都要重复提及这些原则，还不如在这里先概括介绍一下。但是，如果要为了满足个案的个别化需求而对后面那些课程进行改编，请一定不要忘记这些原则。如果你本身就是一位行为分析师，那就可以直接跳过这一章往下看了。不过，我还是建议阅读一下有关辅助和泛化的两节，因为在其中谈到了一些个人的观点，跟传统的行为干预理念可能会有些不同。

正强化

提到行为，可能最应该了解的就是这一理论：个体做出某种行为，其目的不外乎是获得想要的东西，或者是逃避不喜欢的事情或者东西，几乎没有例外。换句话说，如果做出某种行为不会得到任何回报，那么这种行为就不会继续发生。你可能会觉得这种说法实在难以置信，想要对此提出质疑，但是先别急，仔细想一下。人这一辈子，不管做什么，目的都是获得好处，或者是躲开不喜欢的东西。举个例子，工作可能是为了赚钱、为了有所作为（获得想要的结果），也可能是为了让自己不至于流离失所、没办法养家糊口（躲开不想要的结果）。打扫房间可能是为了住着舒服（获得想要的结果），也可能是为了不给朋友留下糟糕的印象、不惹另一半发火（躲开不想要的结果）。头疼的时候，服用阿司匹林，是为了感觉舒服一点儿（获得想要的结果），让自己不那么痛苦（躲开不想要的结果）。这样的例子说上三天三夜都说不完，但在这里就不占用读者太多时间了。如果你觉得这个说法还是有点陌生——或者虽然听着不那么陌生，但还是太过笼统——那就再花点时间，仔细回忆一下，自己有没有做过那种既没有获得想要的结果也没有躲开不想要的结果的事情。

正强化，指的是行为发起人通过该行为获得了他非常想要的东西或者得到机会做他非常想做的事情，从而强化该行为。想要强化某个目标行为，正强化是关键。因此，最开始帮助个案学习技能的时候，强化一定要及时而频繁。为了强化某个行为，在个案完成该行为过程中的每一步都要立即使用有形强化物（比如玩具、活动或者食物）给予强化，这种方法固然有效，但是并不总是那么现实可行。个案的具体情况不一样，我们选择强化的时机就不一样，给予强化的频率也不一样。如果通过表扬进行强化这种方法有效，那就可以在每一步对个案进行表扬，然后把有形强化物留到最后一步，也就是个案成功完成整个任务的时候再用。但是，如果个案对任务没有兴趣，或者很容易失去信心，那就可以多次使用有形强化物，或者在完成任务的过程中多休息几次。还有一个办法，就是建立一整套使用绩点或者代币的强化机制，个案每完成一步就可以获得一个绩点或者代币。攒够了绩点或者代币，就可以在事先列好的强化物"选购单"里兑换自己想要的物品项目。为了赋予这些绩点或者代币一定的价值，需要先让个案明白这个机制如何运行，并且让他看到，只要攒够绩点或者代币，很快或者很容易就能得到自己想要的强化物。换句话说，一定要保证这些强化物的兑换价格是不一样的，有些项目只要几个绩点或者代币就可以兑换得到。通过这种方式，既可以让个案方便迅速地获得自己想要的强化物，又可以帮助他树立自控的意识，并且学会积攒绩点或者代币以便将来兑换更大的、更想要的强化物。

等到个案能够独立使用该项技能，并且达到掌握的标准之后，再逐步降低强化频率。例如，之前是每完成一步就给予强化，现在变成每完成三步强化一次，之后再延长到每完成四步、五步再强化。最终的目标是通过自然后果让个案对该项技能加深记忆。例如，收拾玩具、放回原地，这个行为的自然后果就是下次想玩玩具的时候很容易找。但是，有些个案就无法做到这一点，因为对他们来说，这个自然后果可能压根就没什么强化作用。更确切点说，个案可能根本就不在意与这些行为有关的自然后果，比如他可能不在乎自己是否准时，也不在乎能不能得高分。针对这种类型的个案，最好还是时不时地给予强化，不能完全撤出，以免他渐渐忘掉已经学会的技能。实际上，如果任何程度的强化都不给的话（既没有人为强化也没有自然强化），那么目标行为早晚都会消失，因为从个案的角度而言，这些行为并没有收益或者回报。

个案情况不同，强化物也有不同

对一个人有强化作用的，不见得对另一个人有效。千万不要以为某些典型的强化物对所有个案都会起到强化作用（比如巧克力豆、小贴纸、表扬等）。应该准备两件以上个案想要的东西或者想做的事情，让他在中间做出选择。重要的是，无论最后选了什么项目作为强化物，都要注意在其他时间里不能无条件地让个案获得这个强化物，否则他就不会积极努力争取了。另外，还要记住的是，人的喜好也是会变的。因此，有些强化物今天有效，但过了一天甚至一个小时可能就失效了。所以，要时不时地评估一下个案的喜好有没有变化，这样才能保证强化物一直有效。

同时使用强化物和表扬

总的来说，使用强化物的时候，建议同时给予表扬，这样的话，表扬就起到了条件强化物的作用。尤其是在打算开始降低给予有形强化物频率的时候，这种做法的好处就体现出来了，因为不给有形强化物时，表扬还留着，有助于巩固学习成果。除此之外，个案可能从周围熟悉他的人那里也能听到表扬，这也是我们想要的自然强化。

强化物要有效

一定要记住本书的所有课程都需要用到强化机制，这是本章最重要的、最应该记住的东西了。没有强化，这些课程就不会生效！强化物可以是自然后果，也可能需要人为制造。记住，如果某个课程不够有效，那么首先应该做的就是看看强化机制是不是出了问题。如果目标行为没有得以强化，可能是下列几种情况：（1）提供的奖励实际上起不到强化的作用，应该重新评估个案的喜好；（2）其他时候个案可以很轻易获得这个强化物，因此就不会积极努力争取；（3）同一强化物用得太多，个案对它已经失去兴趣，需要重新评估个案的喜好，确定新的强化物；（4）强化频率不够，可能需要从间歇强化转为不断强化；（5）个案做出正确反应或者无须辅助就能独立做对时，没有马上跟进及时给予强化。强化延后太久，也会影响强化效果。

辅助和辅助渐褪

辅助，指的是为了让个案做出正确的反应，而提供给个案的额外帮助。暗示、提示和提醒，这些都是辅助。针对执行功能进行教学的时候，可用的辅助手段还有很多。

辅助类型

在基于 ABA 的干预实践中，会用到很多传统的辅助手段，这些辅助手段在本书的技能课程中都会出现，这里仅列出其中几种：

- 全躯体辅助：手把手、轻柔地引导个案完成目标动作；
- 部分躯体辅助：轻柔地引导个案完成目标动作，但不是全程手把手提供辅助；
- 示范辅助：为个案示范如何完成目标行为；
- 手势辅助：用手势或者眼神给出提示；
- 全言语辅助：说话示范，让个案进行重复（比如老师问"摸烤箱为什么会烫到啊？"之后为个案提供言语提示，说"你说，'因为烤箱烫'"，然后个案跟着重复"因为烤箱烫"。）；
- 半言语辅助：仅提供一部分言语辅助（比如老师问"摸烤箱为什么会烫到啊？"之后仅为个案提供部分言语提示，说"因为……"，然后个案接着说"因为烤箱烫"。）；
- 直接指导：直接告诉个案要做什么（比如，"把要做的准备工作按步骤写下来"。）。

除了传统的辅助手段，在执行功能课程教学过程中还会用到一些其他的辅助手段。

影子辅助

影子辅助，顾名思义，就是在完成任务的过程中始终跟随个案，陪着个案一起完成整个任务。举个例子，帮助个案学习如何完成生活日常事务，比如每天早上、晚上都要做的常规事务，还有每天都要做的作业等。刚开始的时候，家长或者干预老师需要提供影子辅助以便保证他一直专注做事、不分心。像影子一样跟着个案，在他完成任务的过程中一直陪在身边，在需要的时候提供辅助。做影子老师，可能需要用到前文提到的各种各样的辅助手段，之后再逐渐撤出辅助。例如，完成每天早上的常规，涉及好几项任务，比如洗脸、刷牙、梳头、换衣服等，想要帮助个案学会在这个过程中保持专注，如果使用影子辅助的话，就要陪着他从一项任务过渡到下一项任务，并且在需要的时候提醒他专心做事、不要走神。之后，慢慢地只在每项任务开始的时候跟进一下，然后每隔几分钟去查看进展情况就好，这样就可以逐渐撤出辅助。例如，每天早上的时候，只在任务刚开始的几分钟提供影子辅助，之后离开，几分钟过后再回来看看个案是否还在继续任务。本书中的课程可以使用这种辅助手段的包括：如何完成早晚常规、如何完成每天作业、如何保持专注、如何提高解决问题的能力、如何提高组织条理性、如何提高时间管理能力、如何制订短期目标和长期目标、如何规划社交活动和使用社交媒体、如何提高考试能力等。

辅助工具

等到个案在影子老师的辅助下能够成功完成一项任务的时候，就可以使用干扰性不那么强的辅助方式来巩固学习成果了。要达到这个目的，有很多可用的工具（比如智能手机、计时器和手机应用软件等）。本书中提供的课程，可以使用到这类辅助工具的包括：如何完成早晚常规、如何完成每天作业、如何保持专注、如何提高时间管理能力等。

数字倒计时器

这种计时器可以设置倒计时功能，用来提醒个案任务时间还剩多久。最开始的时候，为了让个案不分心，可以每一步都设置一个倒计时提醒。不过，等个案在时间分配方面可以做得很好的时候，只设置一个总时间倒计时就可以了。

视觉倒计时器

视觉倒计时器是用红色区域显示所剩时间，时间到了就会报警提醒。和倒计时计时器一样，既可以设置每一步的时间，也可以设置总时间。

有定期提醒功能的手机应用软件

还可以下载一个手机应用软件，设置一个定期提醒，每隔一段时间（几秒钟或者几分钟都可以）就提醒一下个案要专心做事。用于循环训练①的那种手机应用软件就可以实现这个功能。这种手机应用软件的一大好处就是除了定期提醒个案专心做事不分心之外，也有倒计时功能，时间到了就会提醒。因此，这种工具和倒计时计时器很像，但是还多了定期提醒的功能，可以根据自己的需要设置提醒间隔，时间一到，就会发出声音提醒个案保持专注，以免分心走神。

自问自答式辅助

自问自答也是一种辅助，可以用来教会个案不断想办法完成任务（即在完成任务的过程中通过自问自答来提醒自己采取下一步行动）。不过，对于这些问题，有时不必给出回答，这些问题只是为了让个案有个模仿的例子，让他在完成任务的过程中也在心里给自己提出类似的问题。我们设法解决问题的时候常常都会在心里自问自答。举个例子，想到某种解决方案的时候，我可能会问自己："要是我当初如何如何的话，会怎么样呢？"或者在规划日程安排的时候，还可能会问自己："上次做完这些花了多长时间来着？"问完问题之后不要马上给出答案，否则就会让个案错失一次学习这项重要技能的机会，而且还会让他更加死记硬背、照本宣科。

下面举个例子，讲解一下如何使用自问自答式辅助。例如，我们要帮助个案学习解决问题的技能。先让他判断一下如果尝试了某种解决方案，可能会出现什么情况，但他自己想不出答案。在这种情况下，就可以试试自问自答式辅助，问他："那你上次这样做的时候，出现了什么情况呢？"这个时候，他就能想起来上次的情况，就能回答刚才的问题了。

本书中提供的课程，可以使用自问自答式辅助的包括：如何提高解决问题的能力、如何打扫房间、如何整理作业和学习用品、如何整理个人空间、如何提高时间管理能力、如何制订短期目标和长期目标、如何规划社交活动和使用社交媒体、如何提高考试能力、如何提高情绪调节能力、如何提高灵活应变能力，等等。

---

① 译注：一种健身运动训练方法。

实验式辅助

实验式辅助，可以让个案自己摸索出答案、享受到那种"豁然开朗"的感觉。例如，我们用了自问自答式辅助，想让个案知道他的解决方案可能不会奏效，虽然他没有意识到。那就可以让他继续试试他的方案，或者试试其中一小部分也行，这样他就能亲身体会，明白自己的方案为什么行不通。然后，我们再用自问自答式辅助去帮他想更好的方案。举个例子，个案已经认定要把海报贴到墙上得用胶带，但是我们知道他打算用的这种胶带根本粘不住海报。你先使用自问自答式辅助，问道："你觉得用这种胶带能不能粘得住？"个案回答："能。"这种情况下，就可以使用实验式辅助，对他说："那我们就试试看吧。"海报刚贴上去，就掉了下来，还扯坏了一个角。这时，你可以再次使用自问自答式辅助，对他说："这样的话，你还觉得这种胶带能粘得住吗？"他回答："确实粘不住。"这个时候就可以继续问他："我们还能试试什么办法呢？（咱们找找有没有其他不会弄坏海报的东西吧。）"他想了想，觉得大头钉也许能行，可以再次尝试。

本书中的课程，可以使用实验式辅助的包括：如何提高解决问题的能力、如何打扫房间、如何整理作业和学习用品、如何整理个人空间、如何提高考试能力、如何提高情绪调节能力、如何提高灵活应变能力等。

视觉辅助

本书中的课程大多都用到了视觉辅助工具，可以用来帮助个案学习新技能。视觉辅助工具形式多样，有检核清单、工作表单，还有任务分析，由个案或者干预老师填写。我们使用视觉辅助，目的都是将来有一天可以撤出辅助，这样的话，个案不必依靠视觉辅助就能完成所有任务步骤。从使用到撤出，实现这个过程可以有很多种方式。如果个案用的是检核清单，可以逐渐让他停止通过打钩核验的方式来自我监督，他需要在什么地方完成任务，就把这个视觉辅助工具挂到那里，这样如果需要就可以参考。渐渐地，个案可以不需要视觉辅助也能成功完成任务时，就可以完全撤出检核清单了。

如果个案用的是工作表单，学的是如何制订计划或者如何解决问题，那么等到他用得比较好的时候，就可以撤出这个辅助，改用提示卡，只在上面写几个关键词，个案忘记下一步应该做什么时可以看一眼。提示卡上写的步骤或者字数越来越少，直到最后什么都不写个案也能完成的时候，就可以彻底撤出这种辅助了。

辅助渐褪

虽然辅助在技能教学中非常有效，但是有时也会造成依赖，这意味着个案可能会等着别人辅助，而不是自己主动尝试。因此，要注意一旦个案学会某项技能，就尽可能地撤出辅助，这一点很重要。最开始教授某项技能的时候，辅助可以多一点。之后，个案在辅助下能够完成任务的时候，就可以渐渐减少辅助的力度。对于绝大部分辅助来说，撤出的基本策略就是逐渐减少辅助的数量。我们都想尽快地减少辅助，以便让个案更早地学会某项技能，但是也要注意尽量慢慢撤出辅助，这样个案才不至于因为出错太多、屡遭打击而出现问题行为。既要及时撤出辅助，又要保证不让个案重复出错或者失去信心，这是实践中要遵循的原则。如果在学习过程中出错太多，且没有进步，那么很有可能是撤出辅助太快造成的。

尽管理想的情况是能撤出所有辅助，但这并不现实。想想你平时为了做好自我管理用了多少辅助吧！手机上定了闹钟，便利贴贴得到处都是，东西怕忘所以就放到前门或者车里，等等等等。就算是一直需要某种视觉辅助来提醒自己应该做什么，只要目的是为了实现自我管理，那也没什么不可以的。

链锁法[①]（Chaining）

链锁法可以用来教授多步骤、多环节的任务。举个例子，要完成刷牙这个任务，涉及拿牙刷牙膏、挤牙膏、上下刷、左右刷、漱口、冲牙刷、东西归位等多个步骤。这一系列的行为是由很多复杂的执行功能组成的。例如，先是明确刷牙这个目标，然后还要判断实现这个目标需要经过哪些步骤，接下来要按照这些步骤采取行动，在行动过程中还要自我督促，如果某些步骤完成得不太

---

① 编注："链锁（chaining）"一词作为专业术语并未有固定译法，又译为"连锁"，下文中"正向链锁""逆向链锁""整体链锁"又译为"顺向连锁""逆向连锁""整体连锁"。

好还得能自我修正等，所有这些都需要用到规划能力。

常用的链锁法有三种：（1）正向链锁法；（2）逆向链锁法；（3）整体链锁法。执行一个多环节任务之前，首先需要把这个任务拆解成一系列的步骤，这个过程就叫作任务分析。后文介绍的课程中，就有一些任务分析的案例。不过，你也可以自己进行任务分析，即便是照搬书中现成的案例，可能也要根据个案的具体情况做一些个别化的调整，或去掉一些不必要的步骤，或增加一些其他的步骤。完成任务分析之后，就可以按照这些链锁环节进行教学了。

链锁类型

正向链锁（Forward Chaining）

正向链锁，指的是先从整个任务环节中的第一步教起，只要个案能够独立完成第一步，就可以获得强化物。等到个案能够完全独立地完成第一步之后，再开始教第二步，到了这个阶段，个案需要独立完成第一步和第二步之后，才能得到强化物。以此类推，按照任务步骤顺向推进，每次个案学会目标步骤以后，再开始下一步骤的教学，直到最后个案能够完成整个任务链锁（即任务分析中的所有环节）为止。

逆向链锁（Backward Chaining）

逆向链锁，跟正向链锁的指导思想是一样的，只不过是从任务环节中的最后一步开始教。这就意味着，你要先替个案完成或者帮着个案一起完成之前的所有环节，然后只在最后一步才开始撤出辅助。是否能够获得强化物，要看个案最后一步的完成情况。等到个案能够独立完成最后一步的时候，再让他开始学习倒数第二步，能够完成后两步就可以获得强化物。以此类推，直到个案能完成全部任务环节之后再给予强化。

整体链锁（Total Task Chaining）

整体链锁，指的是从头开始进行所有环节的教学工作，每个环节都教。不同的环节，提供辅助和撤出辅助的节奏也各不相同，取决于个案学会独立完成这些环节的快慢。例如，比较简单的环节，撤出辅助就早一些，而比较复杂的环节可能就需要多介入一些辅助。还需要注意的是强化也应有所不同，学会不同环节的任务时，应该给予不同的强化。可以是绩点或者代币，也可以是表扬或者零食，只要对个案有效就行。

如何选择不同类型的链锁

如果某项任务是无论如何都得当下完成的，比如早上的常规或者每天的作业等，就选择逆向链锁。用这种方式，除了最后一步，在其他所有环节都可以对个案进行辅助，重点是让他自己完成最后一个环节，之后再给予强化。

如果某项任务不一定非要当下完成，比如学习如何解决问题，就可以使用正向链锁，只要求个案能够发现问题。这样的话，就可以继续推进、学习其他课程，而不必把时间都花在解决问题这个过程当中。等到个案能够做到发现问题时，可以继续进行下一步教学，让他既发现问题又想到解决方法，完成这两步之后再给予强化。不过，如果时间充足，能走完解决问题的全部流程，也可以选择逆向链锁。

如果个案有足够的耐性，可以从头到尾走完整个任务流程，或者能力不错，学习新技能比较快，那么使用整体链锁比较好。如果任务时间比较长，而个案缺乏耐心，或者有注意力缺陷，容易分心，难以专注于完成任务，那么整体链锁就不是个好办法。在这种情况下，还是建议使用正向链锁或者逆向链锁。最重要的是，在教学过程中要注意观察，针对不同的个案，哪些方法有效，哪些方法无效。可以先尝试其中一种，如果觉得效果不理想，就再换另外一种。

泛化

如果个案在与教学情境类似的非教学情境中也能使用之前学过的技能，就意味着他已经可以泛化该项技能了。泛化，指的是面对不同的信息刺激、不同的互动对象以及不同的场景情境时都可以使用该项技能。个案在面对新事物或者新环境时也能使用该项技能，这就是面对不同信息刺激的泛化。例如，如果个案一直在学习如何解决问题，当他碰到之前没有遇到过也没有练习过的问题时也能独立解决，就意味着他已经能够泛化使用解决问题的技能了。个案在面对教学情境以外的其他人时也能使用该项技能，就是面对不同互动对象的泛化。例如，如果个案之前学会了在妈妈的监督下完成早上常规，妈妈不在家、换成爸爸监督的时候他也能完成这些任务，就意味着个案已经能够泛化使用该项自理技能了。个案在非教学情境中也能使用该项技能，这就是面对不同场景情境的泛化。例如，如果个案在家里已经学会了做好时间管理，在学校同样也能做好时间管理，就意味着他已经能够泛化使用该项技能了。

只有达到泛化的程度，才能判定教学对象已经熟练掌握目标技能。也就是说，如果没有观察到教学对象泛化使用某项技能，就不能认为他已经熟练掌握该项技能。否则，个案极有可能并不是真的理解了这些技能的理念，能够在不熟悉的非教学情境中使用，而只是通过死记硬背记住了所有任务环节，表现得好像已经掌握了一样。要想在教学过程中促进泛化，可以采取各种各样的策略。

想要让个案能够在面对不同信息刺激的时候泛化使用所学技能，就要在教学过程中变换不同的场景和情境，这样才能保证他学到的不是机械式反应，而是目标技能。这种教学策略称为多重范例教学（multiple exemplar training），是实现泛化的关键。例如，在学习如何解决问题的课程中，每次课都设计一个新问题；在学习整理个人空间的时候，每次都安排一个新地方让个案整理。等到他在不熟悉的非教学情境中也能始终做出正确反应时，就说明他面对不同信息刺激都能泛化使用该项技能，这个时候才可以说他掌握了该项技能。

想要让个案能够在面对不同互动对象的时候泛化使用所学技能，可以换不同的家长或者看护人来教他完成同样的任务。要对家长及其他看护人进行培训，保证他们不会像个案肚子里的蛔虫一样事事都替他着想、包办代替，而是要把握时机让个案自己去使用所学技能。如果家长什么问题都替孩子解决，而不是先给他机会让他自己面对问题，那么这个孩子永远学不会独立解决问题。

想要让个案能够在面对不同情境的时候泛化使用所学技能，可以在不同的场景进行教学，比如在家学习的时候换不同的房间，或者去学校学习，还可以找其他适合教学的场景。除了通过人为制造的教学机会促进个案泛化使用所学技能，还要善于抓住机会，日常生活中只要一有机会，就让他使用新学的技能。例如，学习如何提高灵活应变能力时，只要一有机会，就可以教个案学着如何接受事情发展跟自己想象的不一样。不要把教学局限在人为制造的场景中！一定要因地制宜、顺势而为！

这里需要注意一点，在教学过程中应该不断加入新的信息刺激、变换不同的互动对象和场景情境，直到个案在不熟悉的情境中也能泛化。如果没有观察到个案泛化使用某项技能，就不能说他已经掌握了该项技能。换句话说，从一开始的时候就要想到应该如何促进泛化，而不是一味地训练，指望个案能够自然而然地实现泛化。

巩固

巩固，指的是个案能够继续使用所学技能，而不是退步到以前的水平。想要巩固学习成果，需要在教学过程中精心设计。巩固和泛化同样重要，也可以通过某些策略来实现，从而保证教学对象不忘掉所学技能。每天都让个案自己完成常规事务，或者只要一有机会就让他使用所学技能，这样有助于巩固学习成果。一到寒暑假的时候，很容易就把需要常练习的东西忘到一边去了。但是，一定要记住，如果学了新技能而不常练习的话，等到假期结束再想捡起来肯定要下更大的功夫。因此，建议大家在假期里也要督促个案，不要中断常规的练习，至少不要全部中断，这样才能确保当初教会这些技能花的力气不会白费。

培训家长及看护人，帮助个案巩固所学技能

等到个案在干预老师的帮助下已经掌握某项技能，孩子身边其他看护人就需要继续跟进以便巩固干预成果。尤其是要让个案的家长、老师以及其他服务人员知道他学到了哪些技能、取得了哪些进步，这样的话，所有跟他打交道的人才能一起跟进、实施统一方案，帮他巩固所学技能。要让看护人跟干预老师保持一致、执行同样的规定细则，还要就练习所学技能的频率给出具体的目标要求（比如"每周要练习三次解决问题的技能"），这样才能帮助个案巩固所学技能。

慢慢淡化强化

等到个案学会某项技能以后，就要开始慢慢淡化针对该项技能的强化了，这一点很重要。不过，如果个案一掌握该项技能就立即停止强化，那么很有可

能产生负面影响，甚至个案不再使用这一技能。这种情况出现时，有些不理解行为强化重要性的人就会认为是 ABA 不好用。其实，不是 ABA 不好用，而是人都是这样的，如果某个行为不会带来想要的东西（正强化）或者无法令其躲开不想要的东西（负强化），那么谁都不会主动去做的。因此，为了保证个案所学技能得以巩固，要么得有自然后果来强化这个行为，要么就得做好间歇强化的安排（比如，不要每次出现正确反应都进行强化，而是每三次再进行强化）。

自我监督

帮助个案学会自我监督，非常有利于巩固所学技能。例如，可以教他填写本书课程后面附带的任务分析表。这样就把控制权交给了个案自己，而且还能作为视觉辅助工具使用，提醒他每项任务包括哪些环节。除此之外，还可以用图表方式把他的进步呈现出来，如果个案对这种视觉形式很感兴趣的话，还可以考虑教他怎么绘制体现自己进步的数据图。

收集数据、绘制图表

想要判断干预是否有效，收集数据、绘制图表是非常必要的。如果没有数据，就只能凭主观感受去判断。而一旦出现了一两次让人印象非常深刻的"大事件"，人的主观感受很可能就会受到影响。比如，某一天，个案出现了一次非常严重的情绪崩溃，可能就会让人产生干预无效的感觉，进而过早放弃这个干预方案。但是，如果就个案的行为表现收集数据，并且绘制图表，可能会发现，整体来看，他的行为是在不断改善的，这次崩溃只不过是个异常值[①]而已。相反，如果没有收集数据也没有绘制图表，就发现不了某种干预方法是无效的，可能还会继续按照已有的方法教，最后可能导致有些干预方法尽管无效，但还是会用上几个月的时间。不幸的是，这种情况还相当普遍。实际上，如果某种干预方法真的有效，那么在最开始的几个疗程之后，就应该能够观察到几乎是立竿见影的改善（就算从其他方面看不出来，至少从所需的辅助力度也能看

---

① 译注：统计学术语，指的是一组测定值中与平均值的偏差超过两倍标准差的测定值。

出来）。

　　选择哪些数据来绘制图表，则要看你最想提高个案哪些方面的能力，需要着重观察哪些变量。如果课程当中包括任务分析的内容，就可以着重统计个案能够独立完成多少个任务环节，算出这个数占总环节数的比例，把比例变化的数据做成图表。如果个案需要多次提醒才能专注手头的事情，就可以统计需要提醒的次数，把次数变化的数据做成图表。如果个案正在练习如何延长专注时间，就可以统计能够保持注意力集中的时长，把时长变化的数据做成图表。把所教的技能分开单独考虑，再来研究什么类型的数据最能反映个案是否有进步、有多少进步。本书中的所有课程都有关于数据收集和图表绘制的建议。想要了解如何跟踪观测个案表现，可以参考图 1.1 的图示样例，也可以用电子数据收集一类的软件来统计数据、绘制图表。

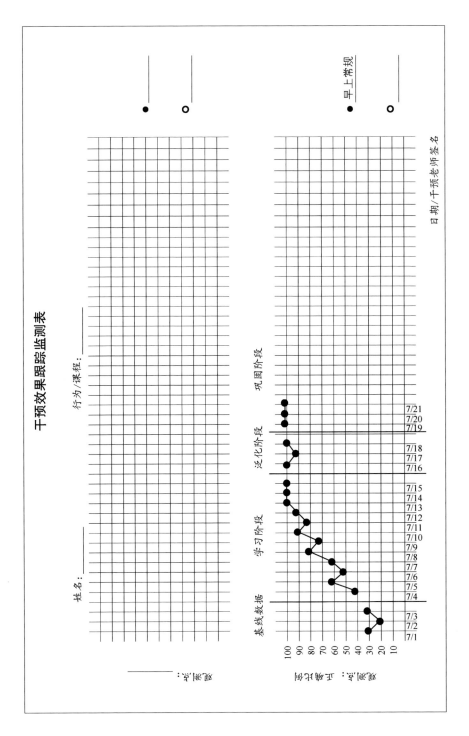

图 1.1　干预效果跟踪监测表（上图）和干预效果跟踪监测表样例（下图）（包括基线数据、学习阶段、泛化阶段和巩固阶段的数据）

第二章　自省、自控、自治

自省，需要做到跳出自身局限，以旁观者的角度审视自己，看到自己做了什么、没做什么，在哪些方面具备优势、在哪些方面需要改进。善于自省的人能够发现自身的不足也能找到改进的办法，这样就能明确努力方向，在自己不太擅长的方面尽力改善，所以，这样的人很可能人际关系更为和谐，事业上也更加成功。

而不善于自省的人可能就意识不到自己的哪些行为属于社交禁忌。这有可能导致周围的同龄人跟他们在一起的时候感觉很不舒服，因此就不愿意跟他们交往；也有可能导致一些家长不愿意自己的孩子跟他们交朋友。当然了，如果我们生活的环境能有更高的社会包容度就好了，但是现实常常并非如此。因此，孩子是否能够对自己的行为有所察觉，能够意识到这些行为带来的微妙影响，并且能够想到可以采取哪些积极的改进措施，这对他们未来能否融入社会将产生重要影响。另一方面，孩子如果缺乏自省能力和自控能力，往往会让家长灰心丧气，这样就有可能导致亲子互动不良。

自制力强的人能够较好地控制自己的行为。自治，就是实现自我管理，意味着能够明确自己努力的目标，少做不受欢迎的事，或者多做符合社会期望值的事。因此，未来人生能否取得成功，自我管理能力起着极为关键的作用。

不善自省、自控、自治的人，在行为表现方面会有一些共同点。如果个案存在以下行为表现，通过自我管理课程一步步进行自省和自控的教学活动可能对他有所帮助。

- 意识不到自己的优势和不足；
- 意识不到自己的行为会惹别人讨厌；
- 比起同龄人来说，更容易发脾气、做傻事，情绪表现更为激烈和明显；

- 行事冲动、不计后果；
- 有咬指甲、抠皮肤等适应不良行为（maladaptive behaviors）[1]；
- 好像无法克制自己做出不受欢迎的行为；
- 在很多场合大声说话；
- 正在做事的时候，很难按要求停下来；
- 总是表现得坐立不安、烦躁。

本章内容主要是帮助个案提高自省、自控、自治能力的课程。自省部分帮助个案学习如何发现自己的优势和不足，明确自己有哪些行为是应该改进的、改进目标是什么。自治部分帮助个案学习如何尽量避免做不受欢迎的事（即增强自控力），同时多做符合社会期望值的事。

如何提高自省能力

教学环节

1. 填写自省表。先请个案及其家长填写自省表（图 2.1），填表目的主要是判断个案的哪些行为可以通过降低或者提高其频率加以改善。
2. 确定哪些是需要减少的行为。举个例子，要减少的行为可能包括说话声音太大、咬指甲、抠皮肤、晃手、舔嘴、行为鲁莽等。记住，在确定哪些行为需要减少时，不要过于主观、过于武断。我们要干预的是那些确实会影响到个案融入社会的行为，而不是那些让干预老师或者孩子家长看不顺眼的行为。
3. 确定哪些是需要增加的行为。例如，要增加的行为可能包括做家务、做作业、看书、锻炼、练琴等等。
4. 发现优势、利用优势。自省表中还有一些问题，可以帮助个案发现自己的优势所在。这些问题有着双重目的：首先，填表的时候思考这些问题，能获得鼓励；其次，个案的优势说不定可以利用起来，帮助他改善不足的方面。

---

[1] 译注：1995 年公布医学名词为"适应不良性行为"，但目前"适应不良行为"这一用法较为常见，指的是个体不能根据环境要求改变自己，或者积极作用环境并改变环境，由此产生情绪困扰。

自 省 表

姓名： 日期：

使用说明：回答下面的问题，之后明确自己的目标。

1. 我擅长什么？ _____

_____

2. 我做什么事能让自己高兴？ _____

_____

3. 我做什么事能让父母高兴？ _____

_____

4. 我想学会做什么？ _____

_____

5. 我有哪些地方需要改进？ _____

_____

6. 父母希望我尽量少做什么事？ _____

_____

7. 父母希望我尽量多做什么事？ _____

_____

我的目标： _____

父母的期望： _____

图 2.1　自省表，与如何提高自省能力课程配套使用

5. 保持积极向上的态度。尽量不要让填表这件事给个案带来负面的感受。多讨论、关注他的长处，不要总盯着短处，这样才能尽量让他更积极主动。谈及不足的时候，可以联系他关心的东西来谈。例如，可以这么说，所有的超级英雄都有这样那样的弱点，但这并不意味着他们很坏或很蠢。

6. 确立目标。填完自省表，基本就能判断出来，对于个案来说，行为改进的目标都有哪些。此处确立的目标也适用于后面有关自治的课程。

如何提高自治能力

先修课程

想要提高自治能力，必须先学习如何提高自省能力。

教学环节

1. 确定需要干预的行为。第一步就是判断哪些行为需要进行干预。可以使用先修课程中的配套表格，即自省表（图 2.1）来帮助判断个案需要针对哪些行为进行自我管理。建议最开始的时候只选择一个行为来进行干预，这样就不会给个案带来太大压力，让他接受不了。解决了一个行为问题，再开始下一个。

2. 记录基线数据。针对想要干预的行为收集相关数据，了解未采取干预措施前，该行为出现的频率和时长。

   a. 出现频率。很多情况下，需要设定一个期限，观察在期限内该行为出现的次数。一定要注意，观察时长应该是统一的，这样才能保证行为出现的次数不会因为时长变化而增加或者减少。比如，如果观测到目标行为在 10 分钟内出现了 5 次，30 分钟内出现了 15 次。那么有可能会得出这样的结论，在第二个观察时段内，该行为出现较频繁，但实际上，该行为在两个观察时段里的出现频率是一样的（两次观测中，该行为的出现频率都是十分钟五次）。如果不能保证每次观察时长一致，就用行为出现的次数除以观察时长，算出平均频率。

b. 持续时长。有些情况下，也可以选择记录行为的持续时间。不过，只有在这个行为开始以后其他行为不会令其很快中止（比如晃手或者运动锻炼这种持续性比较强的行为）的情况下，才有必要选择记录持续时长。

● 减少某种行为。如果干预目的是要减少某种行为，那么可以使用秒表来获取持续时长的数据。每次该行为开始时就启动秒表，结束时停止秒表，这非常简单。之后用这个时长除以观测总时长，换算出百分比。例如，使用秒表记录个案做出晃手这个行为的持续时长，从他晃第一下就启动秒表，不再晃了就停止秒表。在整个观测时段当中可能要这样记录好几次。假设观测时长是 15 分钟，该行为在这段时间里总共持续了 5 分钟。用 5 除以 15，再乘以 100%，可以算出在整个观测时段里晃手这个行为持续时长占比 33%。

● 增加某种行为。记录个案进行某种行为的时长（比如锻炼时长、练琴时长等）。

c. 取平均值。至少进行三次基线观测，算出以下数据的平均值：目标行为的出现频率；目标行为的持续时长；目标行为的持续时长占观测时长的百分比。

3. 确立目标。为了保证目标现实可行，设定的标准比基线平均值略高一点即可。想要帮助个案学习如何减少或者增加某种行为，关键是要帮助他获得成功，这样他就能够获得达到目标才能拿到的强化物。比如，想要减少某种行为，可以设定如下目标：在观测时段内行为出现频次从 10 次降到 8 次，或者持续时长占观测时长的百分比从 90% 降到 80%。

4. 选择强化物。让个案自己选择达到目标时想要的东西，不要想当然地认为你给的强化物最有效。

5. 帮助个案学习如何进行自我监督。让个案学着自己记录有关目标行为的数据。刚开始的时候，可以使用影子辅助（有关影子辅助的详细介绍可以参考第一章中的理论内容），之后随着个案对这些行为越来越有自省意识，再逐渐撤出辅助。

6. 帮助个案学习如何进行自我评估。给个案解释清楚干预目标是什么，让他学着自己判断是否达标。达标以后，还可以教他学着进行自我强化。具体做法是让个案自己拿强化物，不需要他去干预老师那里确认自己达标，然后才能兑换强化物。如果决定让他进行自我强化，那就一定要确保他在诚信方面没有问题。如果他在没有达标的时候给自己强化，这个机制就失效了。

7. 确立新目标，明确最终目标。之前的干预目标达到以后，就要确立新的干预目标。这里的指导思想是逐渐提高目标的难度，这样，个案最后就会达到最终目标。最终目标就是终极的目标，达到这个目标，就意味着个案在需要干预的行为方面已经做得很好，没有需要改进的了。

等到个案在某个规定时段内，能在没有辅助的情况下始终达到目标行为的标准时，就可以认为他已经掌握了增加或者减少这种行为的方法。例如，个案连续三个星期都能满足最终目标的标准，这就算是达到掌握的程度了。另外，若个案再次遇到需要干预的行为时能像本课程中描述的那样始终独立地进行自我管理，也可以认为他已经掌握该项技能了。例如，个案有三个需要干预的行为（之前没有练习过），都能独立地（在没人要求的情况下）进行自我管理，那就达到了掌握的程度。达到了这个标准，就说明个案已经具备了自省和自治所需要的能力。

自治情况数据表（图 2.2）可以用来收集目标行为出现频率和持续时长相关数据。表中的跟踪监测一栏可以用来记录出现频次或者持续时长，数据换算一栏可以用来计算总的频率、时长和所占百分比。干预老师也要收集数据，并且把这些数据和个案自己记录的数据进行比较，以便提高个案记录的准确性。把整个观测时段中目标行为的出现频率、持续时长或者百分比数据做成图表。

自治情况数据表

姓名：   日期：

想要干预的行为：

干预目标：

干预阶段	日期	跟踪监测	数据换算

达到目标了吗？　　是□　　否□

达到目标以后获得了什么奖励：

图 2.2　自治情况数据表，与如何提高自治能力课程配套使用

第三章　注意力

注意力，指的是发现周围环境中的突出信息、重要事情的能力。人在婴儿时期就开始有了注意力，在看到妈妈来了或者听到妈妈的声音时，就会朝着妈妈的方向看过去。到了 1 岁左右的时候，婴儿不但会去注意那些和平常不一样的或者是有趣的信息，还会有意识地去和看护人分享注意（这就是共同注意）。例如，看见空中有飞机飞过，或者在动物园第一次看到长颈鹿的时候，婴儿会指着它们，和看护人进行眼神交流，然后再看向那些东西，这就是与人分享自己的体验。

注意力敏锐的人能够区分哪些信息刺激是值得注意的，哪些信息刺激是可以忽略的，进而能够过滤掉无关信息，只专注于那些重要信息。举个例子，早上起来完成洗脸、刷牙这些常规之后，忽然发现卫生间台子上有本书，我们应该能够忽略这本书，而不是坐下来看书以至于忘了去上学。这就属于有能力克制自己、不受干扰的表现，能够记得自己手头有事要做。如果是有注意力缺陷的孩子，在这个过程中可能就会分心很多次，需要家长不断提醒才能专注在手头做的事情上。很显然，这种情况会让家长和孩子都非常烦心，孩子会觉得家长怎么总是唠唠叨叨地看自己不顺眼，家长会觉得孩子怎么总是不听话。

等上了幼儿园和学前班[①]，孩子应该就能完成十分钟以内的任务了。这就需要保持专注，不受干扰。例如，一些集体活动中，会要求孩子们坐成一个圈，老师展示有关天气、日期之类的教学材料，让孩子们看，还会让他们填写表格、任务单什么的。随着孩子渐渐长大，需要保持专注的时间也会相应延长，每升一个年级，专注时间大概延长 10 分钟。对他们的要求除了在学校专注于课堂学

---

① 译注：国外对于学前班和幼儿园的定义跟国内不太一样，学前班一般接收 2 到 5 岁年龄阶段的孩子，幼儿园则是 4 到 6 岁。

习，还有在家专心完成作业。

年级越高，对注意力的要求就越高，因为到了高年级还需要同时面对多项任务，在不同的信息刺激之间转换自己的注意力。例如，他们可能会拿到一项任务，但是在完成这项任务的途中需要暂停很多次，去听任务指令，这就要求他们能够不断地转换注意力，一会儿要去做任务，一会儿又要去听指令。

如果注意力方面存在缺陷，在行为中就会有所体现。如果个案存在以下行为表现，那么提高注意力的教学活动就可能对他有所帮助。

- 很难完整地做完一件事情；
- 房间里的东西总是这一堆、那一堆的；
- 常常忘了自己要做什么或者要说什么；
- 做事的时候注意力很难持久；
- 做事的过程中很容易受到外界干扰；
- 与同龄人相比，做同样的事情花费的时间要长得多；
- 做事的时候，很容易纠缠于细枝末节，而不是着眼于总体目标；
- 难以完成涉及多个环节的任务；
- 注意力很难集中；
- 与人交谈时经常跑题；
- 一旦分心就很难再把注意力重新集中到之前所做的事情上；
- 没法同时做两件事，比如边走边聊。

想要帮助个案提高注意力，可以考虑下列活动：

- 关注到外界信息刺激。帮助个案学习如何发现周围环境中的重要信息。所谓的重要信息包括视觉和听觉信息，比如有人走进房间，有人用扩音器喊话，有人站在前边讲话，有人对着一屋子人说"嘘"，有人很大声地拍手鼓掌，有狗叫的声音，报警器响了等。
- 忽略掉某些信息刺激。帮助个案学习如何忽略次要信息，摆脱其影响以免浪费精力。例如，个案对门特别痴迷，只要一看到门就要停下来盯着看，所以走路的时候特别容易分心。在这种情况下，可能就要启动行为强化机制，如果他能停止"停下来看门"这个行为，就可以给予强化。
- 区分开主要信息和次要信息。有些人难以判断出哪些信息才是值得关注的重点信息。这种情况下就要让他们明白，重点信息就是主要信息，即吸引大家关注的信息，这些信息是最主要的焦点或者最突出的特征，如果是图片里的信息，那么承载重点信息的东西可能在图片里最大，或者可能在最前面，等等。注意力有缺陷的人总会纠缠一些细枝末节，这样的例子在生活中不胜枚举。一个句子、一段话乃至一本书，我们要帮助他们学会判断中心思想是什么；碰到外出游玩或者生日聚会这种场合，还要教会他们如何判断其中哪些事情或者哪些时刻需要格外注意。

- 转换注意力。让个案先做一件事，然后中途加入一个需要格外注意的信息，让他学着把注意力转换到这个信息上去，等处理完信息，再把注意力转回到原来在忙的事情上。比如，可以先让他写读书报告，然后中途给他一些指令或者走到教室前面宣布一件事；也可以在他做事的时候突然给他发一条短信，或者找人给他打个电话，要求他看完短信或者接完电话之后再把注意力转回之前忙着的事情上。

- 分配注意力。分配注意力，指的是同时关注多个信息刺激。例如，老师做讲座时放幻灯片，学生就要一边听他讲的内容，一边看幻灯片里的图片或者文字。假设我们正在帮助个案学习如何跟人对话，但是却发现他在跟人一起散步或者走路的时候，好像没法同时和人聊天。在这种情况下，就要针对走路和聊天这两项技能同时进行干预，帮他学着在两项任务之间分配注意力；也可以同时给出听觉和视觉信息，之后马上提问个案，让他说出刚才听到了什么、看到了什么；还可以给他看一段电视节目，然后让他说出剧中角色说了什么、做了什么。还可以观察一下，看看在什么情况下个案难以同时处理多项信息刺激，然后从实际生活中选取活动进行干预。

除了上文提到的活动，下面还将详细讨论三个主题，都是生活中比较常见的需要注意力的活动：（1）如何完成早晚常规；（2）如何保证每天完成作业；（3）如何保持专注。

如何完成早晚常规

先修课程

学习本课程之前，一定要保证个案已经能够完成常规中的所有任务环节，比如梳头和刷牙等，并且达到了掌握的程度。

教学环节

1. 准备课程材料。先考虑一下个案的早晚常规分别需要完成哪些任务环节。填写早晚常规检核表（图 3.1），做出自己的常规任务清单，个案完成这些任务时可以对照清单进行自我监督，家长也可以根据清单了解完成情况。

2. 记录基线数据。计划一下可以给个案多长时间让他完成这些任务。想要确定一开始每项任务给他多长时间，要先观察他在进行基线测评时完成每项任务用了多长时间。

3. 提示任务开始。约定一下，什么信号是提醒个案需要开始任务了。可以定闹钟，也可以用手机、计时器或者口头指令。

4. 提供辅助。想好怎么才能让个案中间不分心，一直完成所有任务环节。最开始的时候，家长或者干预老师需要做影子辅助，也可以使用一些辅助工具，以保证个案能一直专注于任务。想要了解有关辅助技术的详细内容，可以参考本书第一章内容。

5. 使用链锁法。考虑应该使用什么方法帮助个案学习如何完成这些任务，是使用正向链锁，还是逆向链锁，或者整体链锁。想要了解有关链锁法的详细内容，可以参考本书第一章内容。

6. 给予强化。如果用的是整体链锁，就要考虑如何给予强化，是有形强化物还是代币或者绩点。还要考虑什么时间给予，是完成每项任务之后都给，还是完成所有任务之后才给。想要了解如何建立行为强化机制的详细内容，可以参考本书第一章内容。

早晚常规检核表

姓名： 第 周

早上常规 闹钟时间：		周一		周二		周三		周四		周五		周六		周日	
时长	任务	L	P	L	P	L	P	L	P	L	P	L	P	L	P
	下午常规	L	P	L	P	L	P	L	P	L	P	L	P	L	P
	晚上常规	L	P	L	P	L	P	L	P	L	P	L	P	L	P
	实际完成															

项目总数=

L=学生/P=家长

个案完成任务后在"L"下方相应空格内打钩，家长在"P"下方相应空格内签名或者填写 N/A 或 X。

家长签名=任务完成了 N/A=家长没要求 X=任务没完成

图 3.1 早晚常规检核表，与如何完成早晚常规课程配套使用

"掌握技能"的标准

等到个案在某个规定时段内始终都能做到自己独立完成常规检核清单上的所有任务，我们就可以认为他已经掌握了这项技能。我的标准一般是，个案在一个月内有 80% 的日子都能监督自己完成上述任务。到了这个阶段，就能够设法撤出清单这个辅助工具了。不过，要知道有些个案还是得对照着清单才能做事的，因此可以把这个清单贴起来，让他需要的时候可以参考。想要了解如何撤出此类辅助工具，可以参考本书第一章。

收集数据、绘制图表

填写早晚常规检核表（图 3.1），其中"学生"一栏由个案打钩，"家长"一栏由家长根据情况填写"完成"或者"未完成"。通过这种方式，个案及其家长都可以记录数据。

如果使用早晚常规检核表（图 3.1）来记录数据，那就记录每天早晚实际完成了多少项任务，算出占项目总数的百分比，然后绘图。如果个案早上和晚上的项目完成度不一样，也可以分开绘制。如果个案完成这些常规所花的时间远比预期的要长，那就记录下实际花费了多长时间，然后绘图。如果个案在完成任务的过程当中需要提醒多次才能保证不分心，那就记下所需辅助次数，然后绘图。

如果是培训家长来做这些，还需记录下个案有多少项任务是需要家长监督才能完成的，算出占任务项目总数的百分比，然后绘图。

如何保证每天完成作业

先修课程

开始学习本课程之前，需要判断一下，个案完不成作业是否是因为他不理解作业内容。如果答案是肯定的，就要想办法对个案进行学习上的辅导；因为即便学习的程序执行得再好，也解决不了不会做作业的问题。

教学环节

1. 填写放学检核表。第一步是要保证个案能把完成作业所需要的东西全都带回家。放学检核表（图3.2）可以放在书包里，让个案每天下午临放学前拿出来对照一下，这样可以保证他能把完成作业所需要的东西都带回家。学校也可以安排专门的工作人员为个案提供影子辅助，帮助他完成收拾书包的任务，直到个案掌握这项技能之后再慢慢撤出。

2. 选择完成作业的场所。要保证个案每天都有固定的场所写作业。要尽量排除外界干扰，找个安静的地方放好书桌。要尽量帮助他专注，做作业的时候把电子产品收起来，包括手机或者其他智能设备等可能让人分心的东西。如果有的作业要用到电脑，要保证关掉信息提示窗口以免收到信息造成干扰。

3. 进行任务分析。一旦坐到作业区，就要开始做作业。使用完成作业任务分析表（图3.3）来收集数据。

4. 使用链锁法。考虑应该使用什么方法帮助个案学习如何完成这些任务，是使用正向链锁，还是逆向链锁，或者整体链锁。想要了解链锁法的详细内容，可以参考本书第一章。

5. 提供辅助。想好怎样才能让个案中间不分心，一直完成所有任务环节。最开始的时候，家长或者干预老师需要做影子辅助，也可以使用一些辅助工具，以便保证个案一直不分心。想要了解辅助的详细内容，可以参考本书第一章。

6. 给予强化。如果用的是整体链锁，就要考虑如何给予强化，是有形强化物还是代币或者绩点。何时给予，是完成每个任务环节之后都给，还是完成所有任务之后才给。想要了解如何建立行为强化机制，可以参考本书第一章。

放学检核表

1. 我要打开家庭作业文件夹或者计划簿，看看今天有什么作业要做。

2. 我要装进书包里带回家的东西：

	东西	√
1	装作业用的活页夹/文件夹	
2	做作业要用到的书	
3	做作业要用到的其他材料	
4	交作业用的文件夹或者计划簿	
5	午餐饭盒	
6	水杯	
7	外套/运动服	

图 3.2　放学检核表，与如何保证每天完成作业课程配套使用

完成作业任务分析表

姓名：

	任务环节	日期/签名	日期/签名	日期/签名	日期/签名	日期/签名	日期/签名	日期/签名
1	把书包里散放的作业收拾好，放在相应的活页夹或者文件夹里							
2	搞清楚家庭作业都有什么（可能需要查看老师的通知），把要做的作业记在家庭作业计划簿上							
3	开始做第一项作业							
4	检查第一项作业							
5	第一项作业完成以后，在家庭作业计划簿上划掉这一项							
6	把第一项作业放进相应的活页夹或者文件夹里							
7	开始做第二项作业							
8	检查第二项作业							
9	第二项作业完成以后，在家庭作业计划簿上划掉这一项							
10	把第二项作业放进相应的活页夹或者文件夹里							
11	开始做第三项作业							
12	检查第三项作业							
13	第三项作业做完以后，在家庭作业计划簿上划掉这一项							
14	把第三项作业放进相应的活页夹或者文件夹里							
	独立完成的任务环节数所占百分比							

图 3.3 完成作业任务分析表，与如何保证每天完成作业课程配套使用

完成作业计划单

1. 保证每天完成作业，这个常规其中一个环节就是每天都要把作业记下来。可以使用完成作业计划单（图 3.4）来记作业。

2. 表格中有一栏，是让个案估算完成每项作业需要多长时间。估算时间是一项需要学习的重要技能，因为这对提高规划能力和时间管理能力来说都非常重要。

3. 表格中还有一栏，是让个案写出他计划开始做作业的时间。这是一个应该养成的好习惯，因为这样可以使个案对自己的行为有所把握。另外，这样做的话，可能就不需要家长老是督促孩子赶紧开始写作业了，因为一般来说，人们会对承诺过的事有更高的完成意愿。如果个案在注意力方面有困难，经常分心，而无法完成作业的话，那就要保证做每项作业之间让他有休息的时间。想要了解如何延长专注时间，可以参考本章后面的相关课程。

4. 表格中没有要求记录完成作业实际花费多长时间是有意安排的。另外，也不推荐使用计时器来帮助个案保证专注，因为这可能会让他感到压力更大，导致作业潦草，或者把大部分注意力都放在还剩多长时间上，而更加无法专注完成作业任务。想要了解如何帮助个案学习按计划日程做事，可以参考本书第五章中的如何提高时间管理能力课程。

5. 如果个案不喜欢写字，那就让他口头说，请看护人替他填表。

完成作业计划单

姓名：　　　　　　　　　　　　　　　　　日期：

家庭作业	预计多长时间完成	计划开始时间	是否完成

图 3.4 完成作业计划单，与如何保证每天完成作业课程配套使用

"掌握技能"的标准

等到个案每天都能完成作业，并且 80% 以上都是独立完成、无须辅助时，不管面对什么类型的作业，哪怕是之前没有特别练习过的也能如此，我们就可以认为他已经掌握这项技能了。到了这个阶段，就可以开始设法撤出任务分析这种辅助工具。不过，要知道有些个案还是得对照清单才能做事的，因此可以把这个清单贴起来，让他在需要的时候可以参考。想要了解如何撤出此类辅助的详细内容，可以参考本书第一章。

收集数据、绘制图表

对于有些个案来说，让他们使用完成作业任务分析表（图 3.3）来监督自己是否完成了所有任务环节可能比较有帮助。如果选择这种方法，可以让个案自己记录数据。但如果不打算让个案自我监督，就可以让干预老师来记录数据。

使用完成作业任务分析表（图 3.3）就需要记下个案独立完成了多少任务环节，接着算出占总数的百分比，然后绘图。如果个案正在练习如何延长专注时间做作业，那就记录一下他可以坚持坐在桌前专心写作业多久不休息，然后绘图。想要了解如何记录这方面的数据，可以参考本章下一课程中的保持专注数据表（图 3.5）。如果个案完成作业所花的时间远比预期的要长，那就记录下实际花费的时间，然后绘图。如果个案在完成任务的过程当中需要提醒好多次才能保证不分心，那就记录下所需辅助次数，然后绘图。

如何保证完成大作业

有些作业属于大作业，要一两个星期或者更长时间才能完成，然后上交，想要学习如何做好计划安排、按时完成大作业，可以参考本书第五章中的提高规划能力这一课程。

如何保持专注

教学环节

1. 确定需要干预的行为。首先要确定个案在哪些方面很难保持专注。比较可能的是完成早晚常规（详见本章课程）、完成每天作业（详见本章课程）、锻炼身体或者练习乐器，玩智力游戏、拼图游戏、建构游戏（玩乐高、做玩具车模型等）以及进行其他任何类型的活动。详细内容可以参考本书第五章中的提高规划能力一课。

2. 记录基线数据。针对想要干预的行为，记录下未采取干预措施之前个案做事可以坚持多久不分心或者不出现问题行为。使用保持专注数据表（图 3.5）跟踪记录上述数据。

3. 明确目标时长，即希望个案可以保持专注多长时间。为了保证个案有成功体验，最开始设定的目标时长要稍短于未干预之前个案能够专注的时长。可以参照一般规律来判断最终达到多长时间合适。一般来说，对于幼儿园和一年级小朋友的要求是保持专注 10 分钟，二年级 20 分钟，每升一年级就延长 10 分钟。到了高中阶段，专注时间就应该可以保持几个小时。

4. 提供辅助。

   a. 如果个案在某个时段里需要提醒才能保证专注在任务上，那么这个时段可能就太长了。最开始的时候任务时间不要太长，要让个案能够成功坚持下来，哪怕几秒钟也好。

   b. 随着个案做得越来越好，可以开始逐渐延长时间。等到个案能坚持几分钟或者更长时间的时候，如果你觉得还是必须提供辅助才能让个案保持专注，建议此时最好使用非言语辅助，比如用手指一下书桌即可。

   c. 也可以考虑使用手机应用软件作为辅助工具，比如设定闹钟，提醒个案自检，看看自己是不是专心。想要详细了解有关辅助工具的内容，可以参考本书第一章。

保持专注数据表

姓名：

任务										
	日 期									
	时 长									
	+/									

任务										
	日 期									
	时 长									
	+/									

任务										
	日 期									
	时 长									
	+/									

任务										
	日 期									
	时 长									
	+/									

图 3.5　保持专注数据表，与如何保持专注课程配套使用

5. 给予强化。

    a. 如果个案能够在计划时长内保持专注不分心或者不出现问题行为，那就马上给予强化。

    b. 个案连续两到三次达到时长要求之后，可以开始稍微将时长延长一点（比如延长 1 到 2 分钟，如果有必要的话，以秒为单位逐渐延长也可以）。通过这种方法，逐渐撤出辅助。

    c. 如果连续两三次都没有达到时长要求，那就退回到原来的时长要求，然后等到个案连续两到三次达到时长要求之后再一点一点延长。

    d. 任务类型不同，要求保持专注的时长也可以有所不同，因为有些任务就是比较难以让人专注。

"掌握技能"的标准

每次延长时间以后，都要能够连续两到三次一直保持专注不分心，才算达到"掌握"的标准，达到这个标准之后再延长。以此类推，直到个案无论面对什么类型的任务，包括之前没有做过的事情时都能一直保持专注，达到最终目标时长，就达到"掌握技能"的标准了。

收集数据、绘制图表

如果你使用的是保持专注数据表（图 3.5），那就记录个案能够保持专注的时长变化，然后绘图。

可能出现的问题、预防措施或解决方法

如果个案连做喜欢的事情时都不能保持专注，那就先从这些活动练起。另外，如果个案连几秒钟的专注力都没有，那可能首先需要就其他专注技能进行干预，比如眼神对视、追踪或者根据信息源方向调整视线。想要了解如何就这些基础技能进行教学，可以参考 1996 年由 Maurice Green 和 Luce 完成的行为干预手册一书。

第四章　组织条理性

提高组织条理性，可以从娃娃抓起。例如，还在学步的孩子就可以学着收拾玩具。如果教他们的时候一边唱一首"收玩具"的歌谣（比如"收玩具、收玩具，收起的玩具真整齐，宝宝从小养成好习惯，爸爸妈妈真欢喜！"），孩子就会学得特别积极。在玩具盒子和抽屉上都贴上图片和标签，也有助于提醒孩子应该将玩具收到哪里。

家长可以做个提高组织条理性的计划，让孩子从小就养成习惯。例如，在孩子房间放个脏衣篮，就可以帮他养成把脏衣服放到篮子里，而不是扔在地上；孩子进门就有固定的地方挂书包、外套，还有固定的地方放鞋子，这种做法很好。让孩子每天临睡前都把卧室的东西收拾好，也可以作为晚上常规的一部分。学会有条不紊地处理一些家务，也能一点点地提高孩子的组织条理性，比如把洗过的衣服收好放进抽屉或者衣柜，清扫自己的房间，收拾书桌、柜子和梳妆台等。有些孩子在注意力和执行功能方面有困难，教他们的时候一定要持之以恒，这一点很重要，学习组织条理技能的时候尤其如此。规定了每天都要整理收拾东西，然后让他们坚持按规定完成这些任务，这只是万里长征的第一步，到帮助他们真正掌握组织条理技能还差得远。

在组织条理性方面存在缺陷的人，生活中常会碰到很多困难。如果个案存在以下行为表现，那么提高组织条理性的教学活动就可能对他有所帮助。

- 在家常常找不到东西；
- 作业做完了，交的时候却找不到；
- 打扫卫生的时候不知道东西都应该怎么收拾；
- 东西旧了、没用了也不知道扔；
- 书包里、桌面上的东西都乱七八糟的堆放，没有规律、毫无头绪。

本章的三项课程主要介绍如何提高组织条理性：（1）如何打扫房间；（2）

如何整理作业和学习用品；（3）如何整理个人空间。

如何打扫房间

教学环节

1. 统筹安排、整体规划。首先要做的就是整体安排房间的布局。这一步需要决定的是房间里的东西都放在哪里，用的时候方便寻找。需要的话，还可以贴标签或者照片来做提示。例如，在抽屉上、盒子外和架子上贴上标签，上面写这里放着什么东西。除此之外，还可以在桌子和柜子旁边也贴上照片，上面是收拾好了的样子，表示按照这样整理。

2. 任务分析。做好整体安排之后，就可以使用打扫房间任务分析表（图 4.1），让个案学着自己打扫房间。

3. 使用链锁法。考虑应该使用什么方法帮助个案学习完成这些任务，是使用正向链锁，还是逆向链锁，或者整体链锁。想要了解链锁法的详细内容，可以参考本书第一章。

4. 提供辅助。想好怎么才能让个案中间不分心，一直完成打扫房间的任务。最开始的时候，家长或者干预老师需要做影子辅助，也可以使用一些辅助工具，保证个案一直专注于这些任务。想要了解辅助的详细内容，可以参考本书第一章。还可以让个案学着自己填写任务分析表，这样他就可以自我监督完成任务。

5. 给予强化。如果用的是整体链锁，就要考虑如何给予强化，是有形强化物还是代币或者绩点。何时给予，是完成每项任务之后都给，还是完成所有任务之后才给。想要了解如何建立行为强化机制，可以参考本书第一章。

打扫房间任务分析表

姓名：

	任务环节	日期/签名	日期/签名	日期/签名	日期/签名	日期/签名	日期/签名	日期/签名
1	捡起地板上的东西，放好							
2	收拾床							
3	把书桌上的东西收拾好							
4	把床头柜上的东西收拾好							
5	把梳妆台上的东西收拾好							
6	整理书架							
7	关好柜门							
8	倒垃圾							
9	其他事情：							
10	其他事情：							
11	其他事情：							
独立完成的任务环节数所占百分比								

图 4.1　打扫房间任务分析表，与如何打扫房间课程配套使用

"掌握技能" 的标准

等到个案连续几天都能 100%靠自己完成打扫房间的任务，我们就可以认为他已经掌握了这项技能。如果他是通过任务分析表来监督自己完成这项任务的，依然可以算作掌握了该项技能，不过接下来可能需要考虑撤出辅助工具。但要知道，有些个案总是在有任务分析或者其他视觉辅助工具的情况下才能做事的。因此，任务分析表可以一直贴着，方便个案有需要的时候进行参考。想要了解如何撤出此类辅助工具，可以参考本书第一章。

收集数据、绘制图表

对于有些个案来说，让他们使用打扫房间任务分析表（图 4.1）来监督自己是否完成所有任务环节，可能比较有帮助。这种情况下，就可以让个案自己记录数据。不过，如果不打算让个案自我监督，那么就让干预老师来记录数据。

如果使用打扫房间任务分析表（图 4.1）来记录数据，那就需要记录个案独立完成了多少任务环节，算出占总数的百分比，然后绘图。如果个案打扫房间所花的时间远比预期的要长，那就记录下实际花费的时间，然后绘图。如果个案在完成任务的过程中需要提醒好多次才能保证不分心，那就记录下所需的辅助次数，然后绘图。

如何整理作业和学习用品

可以按照以下内容来帮助个案学习如何整理作业、整理书包书桌。光学会整理还不够，还要帮助他坚持下去，始终做到井井有条。想要了解如何把这个做法变成日常习惯，可以参考本书第三章中的如何保证每天完成作业一课。

如何整理作业

幼儿园到小学二、三年级时期。在这个阶段一般只需要一个文件夹，打开以后两边各有一个插袋，一个用来装需要带回家的东西（比如需要家长或者监护人签字的文件和家校沟通本等），另一个用来装上学带的东西（比如家庭作业和家长签字表等）。

四、五年级及以上。到了这个阶段，学生开始使用活页夹整理学校课业，所以作业最好是按科目分类整理。和个案一起讨论，制订一个整理课业资料的计划。

1. 看看需要分类整理的科目有几门。

2. 再看看每一科的资料用什么整理比较好，活页夹、文件夹，还是两种都用。可以考虑使用不同颜色的夹子来区分不同科目。如果个案是四、五年级的学生，可以使用带隔层的活页夹，把不同科目分开整理，然后再准备一个有插袋的文件夹，就是上文提到低年级学生用的那种，一个插袋里放要带回家的东西（比如家长通知），另一个放上学要带的东西（比如作业）。如果个案已经上了初中或者高中，可能两种夹子就都需要。不管用哪种，重要的是要让个案明确，作业要放在固定的地方，这样就不会要交的时候找不到了。

如何整理书包

1. 夹层内袋。带有夹层内袋、方便收纳整理东西的书包是最好用的。除了常见的那种大大小小的内袋，还要有一个专门装水杯的袋子，以及一个零钱袋，这对于那些经常找不到午餐钱的孩子来说非常有用。

2. 零碎东西。如果个案有很多零零碎碎的东西（比如铅笔、彩笔、记号笔、橡皮等）要放在书包内袋里，那就提前跟他说明，哪些东西可以留在学校书桌里，哪些需要放进书包带回来。然后再看看，用铅笔袋或者其他东西装这些零碎的小东西是不是更好。

3. 收拾书包。帮助个案学习如何收拾书包。

4. 视觉辅助。收拾好书包以后，拍张照片，然后在书包上找一处个案认可的位置贴好，这样在个案需要的时候就可以参考。

如何整理书桌

1. 学校的书桌。先帮个案明确哪些东西是可以放在学校的。书本可以按照大小顺序排列整齐，零碎东西可以放在铅笔盒里。

2. 家里的书桌。明确哪些东西要放在抽屉里，哪些东西要放在桌面上。可以使用抽屉收纳隔断、桌面收纳架或者笔筒、笔插一类的东西把零碎东西分门别类放好。

3. 视觉辅助。收拾好书桌以后，拍张照片，贴在桌面上或者桌子附近，这样可以提醒个案什么东西应该放在什么地方。

如何整理个人空间

教学环节

1. 解释如何把东西分类。刚开始的时候，可以告诉个案，把自己的东西分为五类，这样做可以科学安排使用空间。

   a. 可以扔的东西：已经坏了、没有用了的东西要扔进垃圾桶。

   b. 可以捐的东西：有些东西，别人可能会用到，可以放在袋子里或者箱子里捐出去。

   c. 要收起来的东西：有些东西，不舍得捐，但是又不经常用到或者不需要摆在外面（比如一些纪念品、小时候用过的带有回忆或者寄托感情的东西），可以放在盒子、箱子里，找个车库或者阁楼这种地方收藏起来。

   d. 要换地方的东西：不留在自己房间里的东西，统统收在一起，等到整理房间结束后一起拿出去。最好不要一次只拿一件东西，这样就得各个房间来回跑（太浪费时间，尤其是住多层的家庭）。

   e. 要留下来的东西：要留在自己房间的东西，需要分门别类地收拾。举个例子，收拾柜子的时候，可以把电子游戏光盘统一放到一个盒子里，把所有的书摆成一摞或者直接放到书架上，把棋盘类游戏放一起或者也直接放到书架上，把鞋子摆到专门放鞋的地方，等等。

2. 协商要保留的物品和清理的物品。如果个案喜欢攒东西，那么可能很难说服他把这些东西捐出去或者收起来。在这种情况下，可以问问他："这个东西你会用到吗？"这样可以帮助他判断这个东西是不是很重要，值不值得留着。如果他的回答是否定的，那就再问问他为什么要留着。如果这个东西虽然用不上，但有情感因素在里面，那么也是值得留下的。不过，如果这个东西既没什么意义，又摆不出去，那就让他收起来。

3. 估算一下整理房间的工作量有多大，一次能完成多少。如果房间乱得下不去脚，那么最开始可以一次只完成一项任务。例如，今天先收拾柜子，下次再打扫床底下，一点点来。

4. 使用家用清洁剂。等到东西都收拾好了以后，让个案学着使用地板清洁剂和抹布或者玻璃清洁剂和纸巾把地板和窗户的表面都清理干净。

5. 让所有东西各归各位。个案决定留着的东西，让他学着给这些东西找个合适的地方，是放在柜子里还是书架上，床底下还是盒子里，等等。

6. 把应该放到其他房间的东西统统拿走。最后是收尾工作，该扔的扔，该捐的捐，该收的收，该放到其他房间的统统拿走，各归各位。想要了解如何一步步地帮助个案学习该项技能，可以参考整理个人空间任务分析表（图 4.2）。

7. 提供辅助。最开始的时候，可以为个案提供影子辅助，陪着他一起完成整理个人空间的任务。不过，等到他收拾完一个地方以后，就要尽量撤出辅助，让他使用任务分析表来监督自己完成收拾下一个地方的任务，比如帮着他收拾完柜子，就让他自己收拾书桌。我们的目标是逐渐撤出辅助，直到最后，他能仅凭任务分析表就完成任务，而且还是之前没有练习过的任务。

整理个人空间任务分析表

姓名：

任务环节	日期和需要收拾的地方	日期和需要收拾的地方	日期和需要收拾的地方	日期和需要收拾的地方	日期和需要收拾的地方

准备的工具：

1	垃圾袋					
2	储物箱					
3	把东西拿到其他房间用的整理箱					
4	地板清洁剂					
5	玻璃清洁剂					
6	纸巾					
7	抹布					

图 4.2　整理个人空间任务分析表，与如何整理个人空间课程配套使用

任务环节	日期和需要收拾的地方	日期和需要收拾的地方	日期和需要收拾的地方	日期和需要收拾的地方	日期和需要收拾的地方
把东西分为几类：					
1　要扔的					
2　要捐的					
3　要收起来的					
4　要换地方的					
5　要留下来的：分门别类整理好					
用地板清洁剂或者玻璃清洁剂清理收拾的地方					
1　地方1：					
2　地方2：					
3　地方3：					
4　地方4：					
5　地方5：					
收起来的东西要放在哪儿（柜子里、书架上、床底下），怎么放（装盒子还是摆起来等）					
1　东西种类1：					
2　东西种类2：					
3　东西种类3：					
4　东西种类4：					
5　东西种类5：					
需要换地方的东西：					
1　要扔的扔到垃圾箱里					
2　要捐的放到指定地点					
3　要收起来的装好放起来					
4　要换地方的拿走，放到应该放的地方					
独立完成的任务环节数所占百分比					

图 4.2　整理个人空间任务分析表，与如何整理个人空间课程配套使用（续）

"掌握技能"的标准

等到个案能将之前没练习过的地方也整理得很好，我们就认为他已经掌握了整理个人空间的技能了。举个例子，三天之内，个案连续三次需要整理的时候，都能独立完成任务，那就算达到掌握的程度了。到了这个阶段，就可以开始设法撤出任务分析这项辅助工具了。不过，要知道有些个案还是需要任务分析表才能做事的，因此可以把它贴起来，让个案在需要的时候可以参考一下。想要了解如何撤出辅助工具，可以参考本书第一章。

收集数据、绘制图表

对于有些个案来说，让他们使用任务分析表来监督自己是否完成了所有任务环节可能比较有帮助。如果是这样，就可以让个案自己记录数据。不过，如果不打算让他自我监督，那么就让干预老师来记录数据。使用整理个人空间任务分析表（图4.2）来记录数据时，记录下个案独立完成了多少任务环节，算出占总数的百分比，然后绘图。

可能出现的问题、预防措施或解决方法

如果收拾整张桌子太难，刚开始的时候可以先整理一小块地方。如果从头到尾收拾完自己的房间需要花的时间太长，个案坚持不下来或者受不了，那就考虑一下把整个空间分成几部分来整理。举个例子，不用想着一次性把整张书桌都收拾完，可以今天收拾两个抽屉，剩下的明天接着干。除此之外，还可以在中途多休息几次，或者让个案收拾得勤一点，这样的话，房间不至于乱得下不去脚，收拾任务不多也不会让人受不了。最后，还可以试试这个办法，只有个案收拾完之后才让他去做自己喜欢的活动，比如，收拾完房间或者书桌才能玩电子游戏。

第五章　解决问题的能力、时间管理能力和规划能力

解决问题的能力

根据斯金纳（Skinner）的强化理论，有机体行为的结果提高了该行为以后发生概率的过程，即如果我们做出某种行为，必然会造成某种后果，那么这种后果就会对这一行为产生强化作用。因此，解决问题可以定义为一种技能，这种技能可以让人判断什么行为最有可能触发他想要的后果。换句话说，想要解决问题，就要分析清楚怎么做才能得到想要的结果。

人在 6 岁左右就开始表现出解决问题的能力，这种能力涉及一系列复杂的行为。首先是发现问题。之后，还要能想到可行的解决办法。如果能分析出使用不同的办法可能导致的结果也很有帮助，这样就可以选择结果最好的那个办法。一旦想出解决办法，还需要有付诸实施的能力。如果这个办法没用，就要回到一开始重新面对这个问题，或者选择另一种解决办法，或者根据之前的失败经验，再想出一个别的解决办法。在这种情况下，就要有毅力、能坚持，不断尝试不同的办法，直到问题解决。在解决问题之后，如果能够总结一下，什么办法好用，什么办法不好用，下次再碰到类似的问题可以怎么办，从这个过程中能获得一些经验教训，那就更有帮助了。

当然了，问题的种类各不相同，有的不属于社交范畴，比如拧不开瓶盖，或者拆包裹时因为胶带缠太多拆不开，等等。社交方面的问题和冲突则要复杂一些，一般来说还需要另一方面的能力，就是换位思考的能力。换位思考，指的是在面对某些问题的时候能够考虑到他人的想法和感受，并且在思考解决办

法的时候能够把他人的想法和感受考虑在内。具体来说，就是在矛盾出现以后，能把发生过的事情从自己的角度考虑一遍，再从对方（别人）的角度考虑一遍，然后再思考有哪些办法能够解决这个问题。除此之外，还要考虑这些办法可能会对相关人士造成什么影响。解决问题能力比较弱的人，常常面临很多困难。如果个案存在以下行为表现，那么后面的如何提高解决问题的能力一课就可能对他有所帮助。

- 经常和别人起冲突；
- 总是要求别人帮助；
- 不撞南墙不回头，不知道换一种思路；
- 做事的时候很容易卡住、陷入僵局；
- 好像不会从失败中吸取经验教训。

如何提高解决问题的能力

教学环节

1. 准备课程材料。出现问题的时候，以口头叙述、视频示范或者情境再现的方式给个案复盘整个事件的经过。想要了解社交和非社交问题的详细概念，参考下页常见问题及其解决办法示例表。

2. 提供辅助。

   a. 提供影子辅助。最开始的时候，可以为个案提供影子辅助（想要了解有关影子辅助的详细内容，可以参考本书第一章），陪着个案一起完成解决问题的所有环节。在这个过程中，可以按照解决问题任务分析表（图 5.1）中的步骤，给个案口述表中的问题，让他回答，也可以使用解决问题工作表（图 5.2 和图 5.3）中的书面问题，让个案自己写出回答（如果个案不愿意写字，也可以口述，由干预老师代写）。

常见问题及其解决办法示例表

非社交问题	解决办法
需要拆开包裹，但是没有剪刀	用钥匙划破胶带
	把胶带撕下来
	把包裹扯开
需要钢笔，但是找不到	用记号笔代替
	用眉笔代替
	用彩色铅笔代替
迷路了	用手机定位
	找人问路
	打电话给家长问路
手机找不到了	回忆一下自己都去过哪里
	找找最有可能丢的地方
	跟别人借手机拨打自己电话
在学校的时候裤子拉链坏了	在腰上围一件衣服
	用别针别一下
	换条裤子
午餐钱找不到了	问问食堂工作人员可不可以赊账
	跟朋友借钱
	把书包里的零食当午饭

续表

社交问题	解决办法
玩游戏的时候因为谁先谁后起了争执	用"石头剪刀布"定胜负
	以点数决胜负 （双方同时说出 1 到 10 之间任意一个数，数大为胜）
	让对方先玩
约着一起玩，但是因为玩什么而起了争执	轮流"坐庄"
	选个双方都想玩的游戏
	抛硬币选游戏
大家不带我玩	找别人玩
	显摆一下新鲜玩意，吸引大家过来
	申请加入，态度友好
遭到嘲笑、戏弄	自嘲一下，一笑而过
	反唇相讥
	不搭理，冷处理
不小心把朋友弄伤了	道歉
	问问对方感觉怎么样
	主动给他冰敷
不小心弄坏了朋友心爱的东西	主动提出赔个新的东西
	把自己的东西送给朋友作为补偿
	主动提出把东西修好

	任务环节	提问（首次辅助）	日期/签名	日期/签名	日期/签名	日期/签名	日期/签名
1	发现问题	"问题出在哪儿？"					
2	从自己的角度看看发生了什么（该环节仅针对社交问题）	"你觉得是怎么回事？"					
3	从对方的角度看看发生了什么（该环节仅针对社交问题）	"他觉得是怎么回事？"					
4	想想有什么解决办法（办法1）	"要解决这个问题，可以怎么办呢？"					
5	想想用办法1可能会有什么结果	"如果这样解决的话，会怎么样呢？"					
6	想想有什么解决办法（办法2）	"要解决这个问题，还可以怎么办呢？"					
7	想想用办法2，可能会有什么结果	"如果这样解决的话，会怎么样呢？"					
8	想想有什么解决办法（办法3）	"要解决这个问题，还可以怎么办呢？"					
9	想想用办法3，可能会有什么结果	"如果这样解决的话，会怎么样呢？"					
10.	选个最好的解决办法	"哪个办法最好呢？"					
11.	付诸行动	"那就试试吧。"					
12.	看看这个办法好不好用	"这个办法好用了吗？"					
13.	如果不好用，就试试别的办法	"还有别的办法吗？还可以再试试别的办法吗？"					
14.	如果好用，分析一下学到了什么	"你从这个事情当中学到了什么呀？"					
	独立完成的任务环节数所占百分比						

解决问题任务分析表

姓名：

图 5.1　解决问题任务分析表，与如何提高解决问题的能力课程配套使用

解决问题工作表（非社交问题）

姓名：　　　　　　　　　　　　　　　　　　　　日期：

出了什么问题？

我能做什么来补救？（解决办法）	如果我这样做可能会怎么样？
1. ＿＿＿＿＿＿＿＿＿＿＿＿＿＿＿	1. ＿＿＿＿＿＿＿＿＿＿＿＿＿＿＿
2. ＿＿＿＿＿＿＿＿＿＿＿＿＿＿＿	2. ＿＿＿＿＿＿＿＿＿＿＿＿＿＿＿
3. ＿＿＿＿＿＿＿＿＿＿＿＿＿＿＿	3. ＿＿＿＿＿＿＿＿＿＿＿＿＿＿＿

最佳解决办法：

试一试！　　　　好用吗？　是　　否

如果不好用，那就再试试别的办法，直到解决为止。

最佳解决办法：

我从这件事情中学到了什么？

图 5.2　解决问题工作表（非社交问题），与如何提高解决问题的能力课程配套使用

解决问题工作表（社交问题）

姓名：　　　　　　　　　　　　　　　　　　　　　　　日期：

出了什么问题？

我能做什么来补救？（解决办法）	如果我这样做可能会怎么样？
1. ＿＿＿＿＿＿＿＿＿＿＿＿＿＿	1. ＿＿＿＿＿＿＿＿＿＿＿＿＿＿
2. ＿＿＿＿＿＿＿＿＿＿＿＿＿＿	2. ＿＿＿＿＿＿＿＿＿＿＿＿＿＿
3. ＿＿＿＿＿＿＿＿＿＿＿＿＿＿	3. ＿＿＿＿＿＿＿＿＿＿＿＿＿＿

最佳解决办法：

试一试！　　　　　好用吗？　是　否

如果不好用，那就再试试别的办法，直到解决为止。

最佳解决办法：

我从这件事情中学到了什么？

图 5.3　解决问题工作表（社交问题），与如何提高解决问题的能力课程配套使用（续）

  b. 使用不明显的辅助手段。先用不明显的辅助手段来提示个案如何解决问题。不明显的辅助手段，包括自问自答式辅助和实验式辅助。想要了解辅助类型的详细内容，可以参考本书第一章。

  c. 逐渐撤出辅助。如果这些问题是以口头形式提出的，那么随着个案做得越来越好，就可以开始逐渐撤出任务分析表辅助。如果这些问题是以工作表的书面形式提出，也要逐渐撤出辅助，让个案学着不用参考工作表就能完成所有任务环节。要做到这一点，可以使用提示卡，在上面写上关键词，比如，问题、可能的解决方法、试一个方法、不断尝试。

3. 开始行动。让个案不断进行尝试，直到找到合适的办法，成功解决问题。

"掌握技能"的标准

等到个案面对之前从来没有碰到的问题时，也能始终处理得很好，我们就可以认为他已经掌握解决问题的技能了。比如，三天之内，连续碰到三个之前没有遇到过的问题个案都能独立解决，那就算是达到掌握的程度了。

收集数据、绘制图表

如果使用解决问题任务分析表（图5.1）来记录数据，那就记录下个案独立完成了多少任务环节，算出占总数的百分比，然后绘图。如果使用解决问题工作表（图5.2和图5.3）来记录数据，可以根据个案的独立程度进行评分，在这种情况下，也要记录个案独立完成了多少任务环节，算出占总数的百分比，然后绘图。

可能出现的问题、预防措施或解决方法

如果从头到尾一直都集中精力解决问题，个案坚持不下来或者受不了，那就试试正向链锁法（了解链锁法的详细内容，可以参考本书第一章）。还可以找一些容易完成或者不容易引发问题行为的任务，这样可能也会有帮助。尽量不要选那些可能导致个案情绪崩溃的任务。等到他掌握了解决类似问题的窍门，然后再开始加入稍微困难一点的任务。还有一个建议，就是刚开始教个案解决问题时，最好选择一个解决以后就能得到自然强化的问题，

这样强化效果就比较好。比如，找个他喜欢的玩具，偷偷地把电池拿出来，然后教他碰到玩具没电了的时候应该怎么解决。解决这个问题之后，他就能玩玩具了，这就是自然强化。

如果要学习解决的问题确实比较棘手，并且发现个案的情绪开始激动，那就参考一下本书第七章中的如何提高情绪调节能力一课，帮助个案学习情绪问题的应对策略。

时间管理能力

做好时间管理，需要下列能力：（1）估算活动所需时长，并据此安排日程；（2）时不时地看一下时间，确保自己能按时完成任务；（3）为了准时完成日程安排的各项任务，要么加快速度保证工作进度，要么根据实际需要做出调整。时间管理做得比较差的人常常会拖延完成任务，或者安排日程时贪多冒进。他们也许能够估算出这些活动大概需要多长时间，却没考虑到有可能出现意外情况，所以没有留出必要的机动时间（比如突然来电话了，找不到需要的东西了，把牛奶弄洒了，等等）。

孩子还没学会看表的时候，家长就可以先教他们学习时间的概念。例如，孩子在做自己喜欢的事情时，家长可以做个倒计时预告，让他知道接下来要做别的了（可以说："你还能在公园玩5分钟。"）。早上的时候，也可以说："5分钟之内不出发的话，我们就要迟到了。"这样催他一下，让他快点把早上该做的事都做完。

不过，孩子没有学会看表，就很难真正管理自己的时间。因此，一定要保证个案已经学会看表，能够算出过了多长时间，然后再正式开始时间管理的教学，这一点很重要。普通儿童在11岁到14岁左右就掌握了时间管理能力，能够估算某些活动需要多长时间并据此安排日程。同样在这个阶段，他们可以有计划地安排自己的作业时间，安排放学以后和朋友一起玩、参加课外活动的时间，还能安排自己在家里必须要做的事，比如家务，等等。

在时间管理方面存在困难的人，常常会有以下表现。如果个案存在这些行为表现，那么后文中如何提高时间管理能力的课程就可能对他有所帮助。

- 经常不守时；

- 承诺的很多，兑现的很少；
- 前后任务衔接太过紧密，没有留出足够的过渡时间；
- 安排日程的时候不考虑这些任务需要多长时间；
- 在计划时间里完不成任务；
- 中途分心，转去做别的事情。

如何提高时间管理能力

为了不把这个课程教学搞得太过紧张，可以先从没有明确时长要求的事情（比如玩棋盘类游戏、出门散步、去商店买东西等）教起，按照下面这个顺序来教。等到面对这些比较轻松的事情个案都能安排得很好的时候，就可以选择一些确实需要按时完成的事情来教了。

教学环节

1. 计算活动时长。首先，提示个案注意某项活动什么时候开始、什么时候结束。然后使用活动时长表（图 5.4），让个案算出完成该项活动需要多长时间。等到个案明白完成这些活动分别需要多长时间以后，就可以使用时长分类表（图 5.5），将不同时长的任务分别填进相应的栏目。

2. 估算所需时长。让个案估算一下完成某项任务需要多长时间，然后把估算时间和实际时长做比较。有些活动可能之前没有做过，但他可以估算出所需时长，就把这项活动也加到时长分类表（图 5.5）中。

3. 安排日程，遵照执行。

   a. 练习阶段。选择一天中的一小个时段（差不多 2 到 4 个小时），和个案一起使用日程安排表（图 5.6）来做这个时段的日程安排。刚开始的时候，选个没什么重要事情的时段，安排一些休闲活动，不做严格的截止时间要求。这样个案只需学习最基本的时间管理，不会造成太大压力。

   b. 任务分析。使用日程执行情况分析表（图 5.7），帮助个案学习按照日程安排做事，把学习情况的相关数据记录下来。

活动时长表

姓名：

	活动	开始时间	结束时间	活动时长
1				
2				
3				
4				
5				
6				
7				
8				
9				
10				
11				
12				
13				
14				
15				
16				
17				
18				
19				
20				
21				
22				
23				

图 5.4　活动时长表，与如何提高时间管理能力课程配套使用

时长分类表

姓名：

	5分钟	10分钟	15分钟	20分钟	30分钟	45分钟	60分钟
1							
2							
3							
4							
5							
6							
7							
8							
9							
10							
11							
12							
13							

图 5.5 时长分类表，与如何提高时间管理能力课程配套使用

日程安排表

姓名：   日期：

开始时间	结束时间	活动	是否完成

图 5.6　日程安排表，与如何提高时间管理能力课程配套使用

日程执行情况分析表

时间范围：

	任务环节	签名/日期	签名/日期	签名/日期	签名/日期
1	查看日程安排，开始做任务，并根据情况需要设定计时器				
2	活动进行期间，查看剩余时间，判断是否能够如期完成				
3	如果不能如期完成，决定是加快速度，还是继续保持原有速度（前提是明白如果保持原有速度，不能如期完成任务）				
4	时间到了，是选择： （1）继续进行该项活动，需要取消日程安排中的下一项活动，或者占用下一项活动的一部分时间 （2）暂停该项活动，进行日程安排的下一项活动				
5	完成任务之后打钩				
6	根据需要调整任务开始或者结束时间				
	独立完成的任务环节数所占百分比				

图 5.7　日程执行情况分析表，与如何提高时间管理能力课程配套使用

c. 注意时间。最开始的时候，让个案使用视觉计时器来把握做各项任务的时长，可能比较有用。在整个活动期间，个案需要定期查看时间，以便保证工作进度。如果落后于计划安排，在规定时间内无法完成该项活动，可以问问他是想加快速度保证按时完成，还是调整日程安排。

d. 实战阶段。等到个案在练习阶段能够按照日程安排独立完成一些不太重要的事情时，就可以让他开始着手安排一些日常生活必需的活动，并且按照这个日程安排做事了。

"掌握技能"的标准

1. 计算活动时长、估算所需时长。等到个案碰到之前没有练习过的活动也能始终算出这些活动所需时长时，我们就可以认为他已经掌握这项技能了。例如，5 次中有 4 次或者 10 次中有 8 次个案都能独立算出所需时长（即正确率达到 80%），就算达到掌握的程度了。

2. 安排日程，遵照执行。等到个案始终都能做出新的日程安排并且能够遵照执行的话，就可以认为他已经掌握这项技能了。例如，能够完全独立地完成日程执行情况任务分析表中的各个环节就算达到掌握的程度了。

收集数据、绘制图表

1. 计算活动时长、估算所需时长。每次要求个案计算或者估算活动所需时长的时候，都要记录一下他算没算对，需不需要辅助。多次练习，多次记录之后算出正确比例。

2. 安排日程，遵照执行。使用任务分析表来监督自己是否完成所有任务环节，对有些人来说可能比较有帮助。如果确有帮助，就可以让个案自己记录数据。如果不打算让个案自我监督，那么就要让干预老师来记录数据。如果使用日程执行情况分析表（图 5.7）来记录数据，那就记录个案能独立完成多少任务环节，算出占总数的百分比，然后绘图。

什么是规划能力

规划能力包括下列能力：（1）有明确的目标，且能够判断要实现这个目标需要经过哪些步骤、准备什么材料；（2）能够启动计划、付诸行动；（3）能够监督计划的进展情况；（4）能够有始有终地完成所有计划任务。

普通儿童在 7 岁左右就能树立某个短期目标，也能判断出来要达到目标需要经过哪些步骤。在 8 岁到 11 岁这个阶段，就能够为完成学校大作业做个简单的计划，还能计划怎么赚钱、怎么攒钱。除此之外，在这个年龄段也能清楚地意识到自己每天应该做什么，外出的时候能够看好自己的东西。在 11 岁到 14 岁时，就能做一些比较长远的计划了，还能安排好时间完成计划中的这些事情。

如果在规划能力方面存在缺陷，在行为当中就会有所体现。如果个案存在以下行为表现，那么提高规划能力的教学活动就可能对他有所帮助。

- 面对一项任务的时候，不知道从哪儿下手；
- 难以完成任务；
- 难以应付涉及多个环节的任务；
- 经常出错，有时为了纠错在有些环节上不得不返工；
- 不会通盘考虑要完成某项任务或者达到某个目标需要经过哪些步骤、准备哪些材料。

有助于提高规划能力的课程包括：（1）如何使用计划簿或者其他制订计划的工具；（2）如何制订短期目标和长期目标；（3）如何规划社交活动、使用社交媒体。

如何使用计划簿或者其他制订计划的工具

先修课程

学习本课程之前，要保证个案已经掌握了本章中如何提高时间管理能力课程中教授的技能。

教学环节

1. 选择制订计划的工具。跟个案讨论一下，确定使用什么类型的计划簿（是纸质的还是电子的）。智能手机上面的日历功能是一个再合适不过的选择，尤其是有些个案可能习惯了手机从不离身，可以根据需要设置视觉和听觉提醒，帮助他们执行日程安排。

2. 教会个案如何使用计划簿。个案之前已经掌握了时间管理的技能，那么现在的教学重点就是帮助他学习如何使用计划簿。在这方面可以学习的东西包括：

   a. 如何把活动加入日程安排、从哪儿加入；

   b. 重复性的活动，比如每周都有的体育锻炼，需要怎么设置，才不用每周重复添加；

   c. 如何设置提醒，如何判断需要什么样的提醒，是视觉的还是听觉的，抑或是双保险；

   d. 如何根据自己的需要设置闹钟。

如何制订短期目标和长期目标

教学环节

1. 制订工作表。帮助个案学习：a. 如何明确目标，如何判断达到目标需要准备什么材料、经过哪些步骤；b. 使用短期任务计划表（图5.8）和长期任务计划表（图5.9），开始付诸行动、监督计划实施进展情况，直至最终完成计划任务。

2. 短期目标和长期目标。可选的短期目标有收拾书桌、床底下、梳妆台、衣柜和洗手间的柜子抽屉什么的。长期目标可以是几个星期以后要交学校大作业、加入校篮球队、竞选学生会财务主管、策划一次聚会、与一群同龄人交朋友、提交大学入学申请，等等。

3. 任务分析。最开始的时候，帮助个案学习使用长期计划任务分析表（图5.10）解决问题，在此过程中还可以通过提问的方式对个案进行辅助。

短期任务计划表

姓名：   日期：

目标：

所需材料：

任务环节	是否完成

我的计划（单选）：很有问题　有点问题　进展顺利　非常顺利

下次碰到同样的事情我能改进的地方有：

图 5.8　短期任务计划表，与如何制订短期目标和长期目标课程配套使用

长期任务计划表

姓名：　　　　　　　　　　　　　　　　　　　　日期：

目标：

所需材料：

任务环节	计划完成日期	是否完成

我的计划（单选）：很有问题　有点问题　进展顺利　非常顺利

下次碰到同样的事情我能改进的地方有：

图 5.9　长期任务计划表，与如何制订短期目标和长期目标课程配套使用

长期计划任务分析表

姓名：

	任务环节	提问（首次辅助）	日期/签名	日期/签名	日期/签名	日期/签名	日期/签名
1	明确自己的目标	"你的目标是什么呀？"					
2	判断完成任务需要哪些材料	"要完成这个目标都需要哪些东西呀？"					
3	判断完成任务需要哪些环节	"要完成目标得经过哪些步骤啊？"					
4	做好各个任务环节的日程安排（可以使用日历或者计划簿）	"每一步都什么时候开始呀？需要多长时间？"					
5	付诸行动	"开始行动吧!"					
6	完成该任务环节	"继续。"					
7	完成该任务环节之后，划掉或者打钩做为标记	"把这一步划掉吧。"					
8	（仅在完成任务之后）评估一下自己计划的进展如何	"哪些地方进展顺利？哪些地方进展不太顺利？下次遇到同样事情时可以做哪些改进？"					
		独立完成的任务环节数所占百分比					

图 5.10　长期计划任务分析表，与如何制订短期目标和长期目标课程配套使用

4. 提供辅助。

　　a. 提供影子辅助。最开始的时候，可以为个案提供影子辅助（想要了解影子辅助的详细内容，可以参考本书第一章），一起完成制订计划的所有环节。在这个过程中，可以按照长期计划任务分析表（图5.10）中的步骤，向个案提出表中的问题，也可以使用短期任务计划表（图5.8）和长期任务计划表（图5.9）中的书面问题，让个案写出自己的回答（如果他不愿意写字，就由干预老师代写）。

　　b. 使用不明显的辅助手段。先使用不太明显的辅助手段，比如自问自答式辅助来提示个案如何制订计划，如果效果不好，再使用较明显的辅助手段（想要了解辅助手段的详细内容，可以参考本书第一章）。

　　c. 逐渐撤出辅助。如果这些问题是以口头形式提出的，那么随着个案做得越来越好，就可以开始逐渐撤出任务分析表这个辅助。如果是以书面形式提出的，也要逐渐撤出这个辅助，让个案学着不用参考工作表就能完成所有任务环节。要做到这一点，可以使用提示卡，在上面写下关键词，如目标、材料、步骤。

5. 开始行动。让个案不断尝试，直到找到合适的办法，成功地解决问题。

"掌握技能"的标准

　　等到个案遇到之前没有练习过的新目标也能一直做好计划时，我们就可以认为他已经掌握规划技能了。比如，三天之内连续三次遇到新目标都能独立做好计划，就算达到掌握的程度了。到了这个阶段，就可以开始设法撤出任务分析表或计划表这种辅助工具了。不过，要知道有些个案还是需要这些辅助才能做好规划。想要了解有关如何撤出此类辅助工具，可以参考本书第一章。

收集数据、绘制图表

　　如果使用的是长期计划任务分析表（图5.10）的话，那就记录下个案独立完成了多少任务环节，算出占总数的百分比，然后绘图。如果使用的是短期任务计划表（图5.8）或者长期任务计划表（图5.9）来记录数据，那就可以根据他的独立程度进行评分。在这种情况下，也要记一下个案独立完成了多少任务环节，算出占总数的百分比，然后绘图。

如何规划社交活动、使用社交媒体

先修课程

本课程对那些不明白在社交场合如何交朋友以及保持友谊的个案有帮助。

教学环节

1. 填写检核表。让个案学着使用社交计划检核表（图5.11）来对自己的社交生活进行自我监督。个案在表中写下每周计划做哪些事情来让自己结交朋友、维护友谊。计划目标应该根据个案的需要来定。例如，个案懒得找朋友一起玩，不爱回复别人信息，也不给朋友在社交媒体发的帖子点赞，那就可以把这些作为计划目标写进表内。为了实现某些长远的社交目标，比如和某些同龄人交上朋友，这一周都需要做些什么，这些也可以作为计划目标写进去。可以参考社交计划检核表样例（图5.12）进行填写。

2. 提供辅助。

   a. 使用影子辅助、自问自答式辅助、检核清单。最开始的时候，可以为个案提供影子辅助，陪着他一起完成明确每周目标、制订交友计划的任务。使用自问自答式辅助帮助个案填写检核表（想要了解辅助手段的详细内容，可以参考本书第一章）。一周检核表填好以后，还要每天都跟个案确认，这样才能保证他是一直向着目标前进的。

   b. 逐渐撤出辅助。等到个案可以比较独立地填写检核表的时候，就可以开始逐渐撤出影子辅助和自问自答式辅助，只需每天确认一下他在按照检核清单执行任务就可以了。如果他可以很好地回应朋友，也能主动跟朋友交流，就可以逐渐撤出检核清单这个辅助工具，让个案学着不用参考就可以完成所有任务环节。要做到这一点，可以使用提示卡，在上面写几个与本周目标有关的关键词就可以。以社交计划检核表样例（图5.12）为例，提示卡上可以写短信、社交媒体、计划等。

社交计划检核表

姓名：　　　　　　　　　　　　　　　　　　　　　　　　第　　周

本周目标	是否完成							情况记录
	周日	周一	周二	周三	周四	周五	周六	

朋友活动计划	是否完成	情况记录
询问父母是否同意：		
发信息或者打电话邀请＿＿＿＿去＿＿＿＿		
打算跟父母一起做的事情：		
打算和父母一起吃的东西：		
准备工作：		

图 5.11　社交计划检核表，与如何规划社交活动、使用社交媒体课程配套使用

社交计划检核表样例

姓名：　　　　　　　　　　　　　　　　　　　　　　　　　第　　　周

本周目标	是否完成							情况记录
	周日	周一	周二	周三	周四	周五	周六	
在社交媒体上跟人互关或者加好友							√	Amy
给朋友发的帖子或者朋友圈点赞或评论（每周 3 次）		√		√			√	Ann, Jenn, Amy
发帖子或者朋友圈（每周 3 次）	√			√		√		
每天查看短信、微信并且回复	√	√	√	√	√	√	√	
给朋友发表示友好的短信或者微信（每周 3 次）	√		√				√	Tori, Jenn, Ann
请 Tori 周五的时候来家里过夜		√						

朋友活动计划	是否完成	情况记录
询问父母是否同意：让 Tori 来家里过夜	√	他们说"可以"
发信息或者打电话邀请 Tori 来家里过夜	√	他说了"好啊"
打算跟父母一起做的事情： 去儿童乐园 在视频网站上看个电影或者下载电影	√	
打算和父母一起吃的东西： 比萨、饮料、爆米花（好吃极了）	√	
准备工作： 周三和妈妈去商店买东西 去儿童乐园时要带上防滑袜和游戏币		

图 5.12　社交计划检核表样例，与如何规划社交活动、使用社交媒体课程配套使用

"掌握技能"的标准

等到个案始终都能达到自己的计划目标时，我们就可以认为他已经掌握了规划社交活动的技能了。比如，连续三个星期都能完全独立地完成社交计划的任务，就算达到掌握的程度了。到了这个阶段，就可以开始设法撤出检核清单这种辅助工具了。

不过，要知道有些个案还是需要检核表才能制订并且执行社交计划的。想要了解有关如何撤出此类辅助工具，可以参考本书第一章。

收集数据、绘制图表

周末的时候，数一下这一周以来有多少社交计划任务是个案独立完成的，根据其独立程度对社交计划检核表（图 5.11）的完成情况进行评分。算出独立完成的任务数及其占任务总数的百分比，然后绘图。

第六章　工作记忆

工作记忆是一个术语，指的是暂时性地存储和加工信息的能力。智力测验考查的就是人的工作记忆，内容常常是要求被测者记住并且按顺序背诵或者倒背一串数字、字母或者单词，或是执行多步指令，或是在有外界干扰的情况下记住某些信息，等等。

普通儿童在 3～4 岁这个阶段就能记住并且执行 3 步指令。在 5～8 岁这个阶段，就可以当个小跑腿，按照 2 到 3 步的指令要求，从一个房间跑到另一个房间"执行任务"，还能记住把书面的东西带回家或者带到学校。8～11 岁这个阶段，可以开始执行比较复杂的任务，这些任务往往不是当下就能完成的事情，比如放学以后要做什么或者走一段路去邻居家，等等。除此之外，这个阶段的孩子不但能把文件带回家或者带到学校，还能记得把需要的书或者作业资料带上。

如果记性不好，在日常的行为表现中就会有所体现。如果个案存在以下行为表现，那么帮助提高记忆力的教学活动就可能对他有所帮助。

- 难以完成包含两步以上指令的动作；
- 做事的时候经常忘了自己在做什么；
- 即便有指令，也难以完成任务；
- 记不住指令；
- 记不住信息。

为了帮助个案提高工作记忆的能力，可以让他努力练习下列技能：

- 按正序或者倒序背诵一串数字、字母或者单词。先从两位数开始，然后增加到 4 位或者 5 位。
- 执行 2 步指令，之后 3 步，再增到 4 步。刚开始的时候，几步指令之间需要有联系，比如"把鞋脱了，放柜子里"，之后慢慢变成互相之间没有什么关联的指令，比如"把鞋穿上，把灯关了，穿上外套，去车库找我"。

- 传递口信。举个例子，妈妈可以对孩子说："去告诉爸爸我需要他帮忙。"然后让他把这个口信传给爸爸。
- 四处跑腿儿。例如，可以对孩子说："请帮我去拿支笔好吗？"或者说："去邻居家一趟，借个工具。"
- 记忆棋游戏。
- 在线记忆游戏。
- 拼词游戏。
- 算数游戏。
- 阅读理解。

可以帮助个案学习如何记住信息的课程包括：（1）如何提高考试能力（即从记忆中调取考试所需信息的策略）；（2）记得交作业；（3）照看个人物品（如衣服、水杯、餐盒、手机等）。

如何提高考试能力

并修课程

本课程需要与本书第三章中的如何保证每天完成作业一课一起学习。在如何保证每天完成作业的课程中，个案学习了坐在安静的地方写作业，还学习了如何整理自己的作业材料、完成各个任务环节。本课程则主要讲解如何帮助个案掌握各种各样的考试技巧。

教学环节

1. 介绍考试策略。先给个案讲解各种各样的考试策略以及如何使用这些策略。

   a. 闪卡。闪卡可以用来辅助记忆定义和事实性材料等内容，在社科类、科学类和阅读理解考试中一般会考这些内容。闪卡的一面写上关键词，另一面写上需要记住的内容。

b. 重复抄写。这种技巧可以用来记忆单词拼写，英语考试会考这些内容。

c. 口头背诵。这种技巧也是用来记忆单词拼写的，和闪卡配合使用，让个案背诵闪卡上面需要记住的内容。

d. 反复练习。这种技巧用来记忆数学知识，或者学习如何解某种类型的题，比如算分数乘法或者求图形面积。

e. 联想记忆。有时候，有的内容就是很难记住，那么使用联想记忆法可能会有帮助。举个例子，想不起来"饭后甜点（dessert）"这个词怎么拼，不确定是"dessert"还是"desert"，就可以这么联想，"饭后甜点"会让你一个胖成两个，所以这个单词中间就是两个"s"。

f. 字首组词和离合文①。想要记住一连串的内容，可以利用字首组词或者离合文。例如，想要记住七大洲都是哪些，可以记住 4SEAN②，这里的 4 代表有 4 个大洲是以字母"A"开头的，剩下 3 个大洲分别以"S"、"E"、"N"开头（七大洲分别是 South America, Europe, Antarctica, Australia, Africa, Asia, North America）。还有个例子比较出名，要记住彩虹的颜色，可以记成"Roy G. Biv"，这是一个字首组词，这些字母分别是红橙黄绿蓝靛紫这几种颜色的开头字母（red, orange, yellow, green, blue, indigo, violet）。

g. 歌曲和故事。通过歌曲和故事帮助记忆也很有用。比如，网上有个音乐视频叫作"美国之旅"，专门教人记住美国各州及其首府，曲子朗朗上口，非常好记。

h. 视觉联想。视觉联想既可以是在脑子里想象这些内容的画面，也可以是利用一些有形的东西来代表这些要记的内容。例如，想要记住哪些月份有 31 天，可以从左手小指的掌指关节③开始数，掌指关节代表"1 月"，掌指关节中间凹陷部分代表"2 月"，数完左手数右手，一直数到 12 月，掌指关节代表的月份都是 31 天。

---

① 译注：英语中的离合文是取句首或者句尾字母组词或组句，汉语中的离合体则是通过笔画、偏旁部首的增、损、离、合等变化猜词，又称"增损体"、"拆字体"，二者都属于字谜游戏。

② 译注：SEAN 同"肖恩"这个名字。

③ 译注：握拳以后，掌指连接部位凸起的关节。

2. 提供辅助。个案完成作业后，需要复习考试的时候，就可以开始提供影子辅助。帮助个案选一种适合他的考试策略，并且辅助他使用这种策略，直到他能轻松地记住这些内容。一定要逐渐撤出辅助（想要了解有关影子辅助和撤出辅助的详细内容，可以参考本书第一章）。

"掌握技能"的标准

等到个案始终都能独立选择适合自己的考试策略并且能够贯彻执行的时候，我们就可以认为他已经掌握这项技能了。例如，在两到三个星期的时间里，在80%以上的周末小考中都能选择和执行适合自己的考试策略，就算达到掌握的程度了。

收集数据、绘制图表

因为考试也不是每天都有，所以建议以周为单位进行记录。周末小考的时候，如果个案能够选择并且执行适合自己的考试策略，就算成功一次，算出成功次数占所有考试次数的百分比，然后绘图。

记得交作业

并修课程

本课程需要与第四章中的如何整理作业和学习用品一课以及第三章中如何保证每天完成作业一课共同学习。如果个案已经学过这两门课程，那就应该能做到把作业放在合适的地方或者夹子里。不过，有意思的是，尽管他们已经学过如何提高组织条理性，但总是有人会忘记交作业。尽管他们完成了作业，但如果没有及时上交，结果也是不及格。

教学环节

1. 与老师讨论交流。想要保证个案上交作业，首先就要和老师讨论一下，商定一个计划，让所有相关人士都参与进来，帮助个案完成这个任务。可以采取的办法有：

    a. 老师每天都口头提醒一下个案要交作业；

    b. 让个案和老师每天或者每周末放学的时候都检查一下有没有漏交的作业；

    c. 在手机上设置一个闹钟，以震动的方式提醒个案交作业；

    d. 在桌上贴个提示，写上"交作业"。

2. 提供辅助。上面这些办法都属于辅助，其中有些可能适合一直使用，比如闹钟提醒或者桌面提示。但是，有些就需要逐渐撤出，比如那些需要老师参与的辅助手段。我们最终要用的是那些能让个案实现自我管理、不需要他人参与的辅助手段，这一点很重要。

3. 自我评估。每次老师批完作业发回来之后，都让个案使用批改作业自我评估表（图 6.1）对自己的表现进行评估。

"掌握技能"的标准

    等到个案始终都能记得交作业了，我们就可以认为他已经掌握这项技能了。例如，连续四个星期、无须老师提醒就能及时上交 90%以上的作业，就算达到掌握的程度了。

收集数据、绘制图表

    记录下个案每周按时交作业的次数，算出占总数的百分比，然后绘图。

批改作业自我评估表

姓名：

日期：　　　作业：	分数：
任务环节	**是否完成**
逐一检查并改正做错的题目。	
不知道怎么改，可以请求帮助。	
下次遇到同样的问题我能改进的地方有：	

日期：　　　作业：	分数：
任务环节	**是否完成**
逐一检查并改正做错的题目。	
不知道怎么改，可以请求帮助。	
下次遇到同样的问题我能改进的地方有：	

日期：　　　作业：	分数：
任务环节	**是否完成**
逐一检查并改正做错的题目。	
不知道怎么改，可以请求帮助。	
下次遇到同样的问题我能改进的地方有：	

图 6.1　批改作业自我评估表，与记得交作业课程配套使用

照看个人物品

在执行功能方面存在缺陷的人经常看不住自己的东西。例如，在学校经常找不到手机、水杯、外套，去活动锻炼、去朋友家玩或者过夜回来时经常忘记把东西带回家。

教学环节

1. 照看带到学校的东西。可以使用本书第三章中的放学检核表（图 3.2）来提醒个案放学的时候把外套、水杯这些东西带回家。

2. 照看课外活动和外出活动需要的东西。
   a. 一次性活动。外出之前收拾包的时候，让个案使用打包检核表（图 6.2）写下自己需要带的东西。每次外出活动都让他对照检核清单检查两遍，第一遍是外出之前装包的时候，第二遍是结束活动准备回家的时候，确认之后打钩。
   b. 重复性活动。有些课外活动是重复性的，可以考虑把检核清单做得小一点，塑封一下，用钥匙环串起来挂在包上。这样个案在打包出发和结束回家的时候总是能看见这个清单。有些活动可以准备个专用包，里面事先装好活动用品，这样也能有所帮助。个案只需要在出发前检查一下，保证需要用的东西都在就好了。

3. 照看手机。
   a. 在家的时候。让个案记住手机只能放在三个地方：（1）抓在手里（用的时候）；（2）兜里或者包里；（3）每个房间的指定地点。这种做法可以保证手机不会被随便扔在不熟悉的地方。这样的话，一旦找不到手机，到上述三个地方找就行了，总归能找到。
   b. 出门的时候。为了保证个案外出的时候不会把手机弄丢，可以考虑给他座位上面贴个纸条提示：手机。这是为了提示他，从外面回来之前记得要拿好手机。一定要保证手机有定位功能，这样的话，就算不小心丢了也比较容易找回来。

打包检核表

姓名：　　　　　　　　　　　　　　　　　　　日期：

	东西	要带去	要带回
1			
2			
3			
4			
5			
6			
7			
8			
9			
10			
11			
12			
13			
14			
15			
16			
17			
18			

图 6.2　打包检核表，与照看个人物品课程配套使用

"掌握技能" 的标准

等到个案总能做到不丢东西的时候，我们就可以认为他已经掌握照看个人物品的技能了。如果个案连续四个星期什么都没丢，就算达到掌握的程度了。

收集数据、绘制图表

记录下个案平均每周丢多少件东西，然后绘图。

第七章　情绪调节能力和灵活应变能力

情绪调节能力，指的是控制自己行为、保持举止得体的能力，即便碰到让自己失望、生气、沮丧、紧张、焦虑的事情时也不例外。情绪调节能力较强的人能够察觉自己的负面情绪，并且能够选择得体的表现来代替抱怨、骂人、逃避（在焦虑的情况下）、叫喊等问题行为。

情绪调节能力较强，指的是能够跳出自身局限、以旁观者的角度看自己，察觉到自己有情绪化的苗头。在这种情况下，即便受到负面情绪的影响，也依然能够考虑到自身行为可能导致的后果，最终选择合适的应对策略，让自己继续朝着目标和在意的东西前进。比如，碰到让人生气的事情，情绪调节能力较强的人可能会做几次深呼吸，想想这个难事马上就快过去了，过去之后要怎么庆祝，这样就可以让自己有坚持下去的动力。

在情绪调节能力方面存在困难的人，常常会有以下表现。如果个案存在这些行为表现，那么提高情绪调节能力的这些教学活动就可能对他有所帮助。

- 碰到某些场合，与同龄人相比反应比较激烈夸张；
- 碰到某些事情，与同龄人相比情绪低落时间较长；
- 脾气比较急，经常情绪爆发；
- 情绪起伏较大；
- 碰到一点小事就像天塌了一样（小题大做，反应过度）。

情绪调节能力较强的人，往往人际关系更为和谐，与他人合作也顺利得多。本章中的如何提高情绪调节能力课程可以帮助个案学习情绪应对策略。如果个案是因为灵活应变能力较弱而常常表现情绪化，那么可以同时学习本章中的如何提高灵活应变能力课程。如果个案碰到一点小事就像天塌了一样，然后出现情绪爆发的情况，这样的人可能在解决问题的能力方面也比较欠缺。因此，如果学习本课程的同时，一起学习本书第五章中的如何提高解决问题的能力一课，可能也会对个案有所帮助。这些课程可以让个案在面对问题、解决问题的时候更有办法、更加熟练、更为高效。想要了解如何提高情绪调节能力，可以参考比龙和柯蒂斯（Buron，Curtis）合著的《神奇的 5 级量表：提高孩子的社交情绪能力》（*The Incredible 5-Point Scale*）[①]一书。

如何提高情绪调节能力

先修课程

学习本课程之前，一定要保证个案已经学会识别不同的情绪。

教学环节

1. 在个案情绪好的时候，一定要在个案情绪比较好的时候学习本课程。在他有情绪的时候上课，可不是个好时机。本课程可以看作一种预防性的策略，目的是帮助个案找到应对和控制自身情绪的方法。

2. 情绪量表。首先，和个案一起动手做一个视觉辅助工具，包括不同的情绪级别，最上面是"感觉很好"的笑脸符号，往下依次是不太好、不开心、很生气等（详见图 7.1 情绪量表）。也可以让个案针对不同的情绪级别给出自己的描述，并且写在这些表情符号下面。举个例子，可以写感觉很好、有点不开心、不开心以及很不开心。

3. 教学环节。

   a. 先让个案学着将不同的情绪级别与碰到的事情对应起来。可以通过下列方法进行教学：（1）让个案说出碰到什么事情的时候会有图中这些情绪感受；（2）描述一些场景，让个案说出自己碰到这样的事情时常常会有哪些情绪感受，当时的情绪符合图中哪个级别。把他的回答写到情绪量表（图 7.1）右侧的空白栏里。也可以趁此机会与个案谈谈面对这样的情况怎么做才是得体的。有些事情可能确实让人感到非常紧张，但其实可以不用当回事，而有些事情可能确实需要严肃对待。帮助个案学着判断，哪些事情算是大事，需要严肃对待，哪些算是小事，不用计较。

[①] 编注：《神奇的 5 级量表：提高孩子的社交情绪能力》中文简体版于 2020 年由华夏出版社出版。

情绪量表

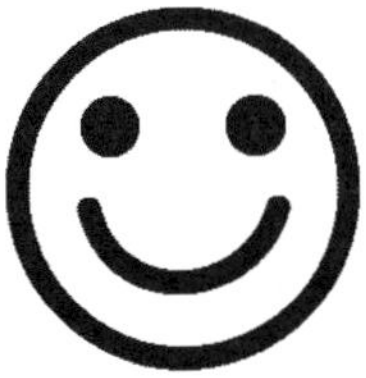

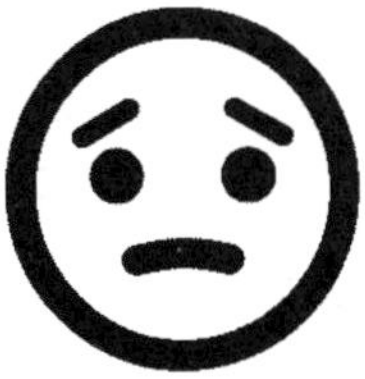

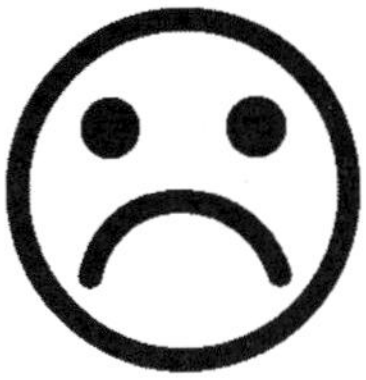

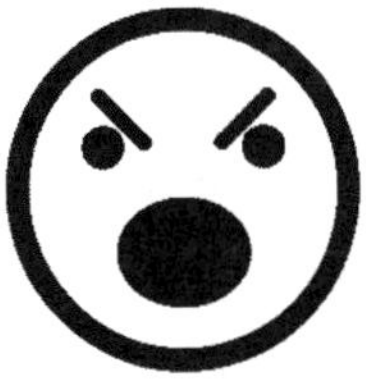

图 7.1　情绪量表，与如何提高情绪调节能力课程配套使用

b. 帮助个案学习应对策略。个案觉得自己开始情绪化的时候就可以使用这些策略。让个案把这些策略应用到实际生活当中，试一下哪些策略对自己有用。假设一些可能会发生的情况，指导个案使用某个策略来演示一下如何应对。这些应对策略包括：

- 深呼吸；
- 积极正面的自我对话（"我还好，我能行"）；
- 数数，数到 20；
- 要求休息一下；
- 请求帮助；
- 写日记；
- 找个可靠的人或者朋友聊聊；
- 考虑要不要退一步、妥协一下；
- 变一下思路，换一个办法；
- 想点让自己高兴的事；
- 不当回事，随它去吧；
- 出去散散步，锻炼一下。

c. 创造机会让个案练习。下一步，要让个案明白，为了避免情绪恶化，应该在情绪刚刚有点不好的时候就开始使用这些应对策略，这样会比较有帮助。等到个案找到对自己有用的应对策略以后，告诉他在某个设定场景中将会发生一些让他不舒服的事情，指导他事先想好打算使用什么策略让自己保持冷静。之后，在事先设计好的场景中，利用某件让个案不高兴的事情，或者人为创造机会让他碰上什么不开心的事情，帮助他练习使用之前学过的应对策略。

d. 在自然情境中抓住机会练习这些策略。在得到提前"预警"的情况下，碰到让自己心情不好的事情能够平静下来，个案能做到这个程度以后，就可以问问如果生活中真的碰上类似事情，他会怎么办。这么说的时候，要让他明白重点并不是肯定会发生这样的事情，而是说应该随时准备好，因为有这种可能性。实际生活中一旦出现类似的事情，就应该使用学过的应对策略。

4. 提前做好预案。如果某些影响个案情绪的事情是经常发生的，那就让他想想，每次发生这种事情的时候应该怎么应对。甚至可以让他写个预案，想想自己处在情绪量表（图 7.1）中的不同级别时分别应该怎么做。

5. 预案中还应该包括有效的行为干预策略。本课程旨在帮助个案学习必要的语言和认知技能，在自己产生负面情绪的时候，能够用到这些技能，知道自己应该怎么做、如何控制自己的行为。从另外一个角度来看，本课程还能帮助个案学习如何行事才能获得更好的结果（比如交到朋友、不惹麻烦等），同时不做那些可能导致不利后果（比如被老师惩罚、被伙伴孤立等）的事情。学习这些语言或者认知技能是很有帮助的，但这并不代表就不必利用行为后果来做行为干预了。个案能做到深呼吸、不发脾气时，还是应该给予强化，反之，如果没有做到，那就不能给他想要的东西。

"掌握技能" 的标准

在上述教学环节中的每个阶段，都有掌握技能的标准。下面举例说明不同阶段的掌握标准。

1. 连续两到三个教程中，个案在不同的情况中产生了不同的情绪感受，80%以上的时候都能准确识别出来到底是什么事情让自己产生了这样的情绪。

2. 连续两到三个教程中，个案在不同的情况中产生了不同的情绪感受，80%以上的时候都能准确识别自己的情绪处于哪个级别。

3. 连续两到三个教程中，个案在不同的情况，80%以上的时候都能分清哪些算是大事、应该严肃对待，哪些不算大事、完全不必在意。

4. 连续两到三个教程中，个案在 80%以上的时候都能把需要用到的应对策略正确演示出来。

5. 连续五次，在得到提前"预警"的情况下，个案碰到让自己不开心的事情，80%以上的时候都能独立使用已经学过的应对策略去处理。

6. 连续五次，在没有得到提前"预警"的情况下，个案碰到让自己不开心的事情，80%以上的时候都能独立使用已经学过的应对策略去处理。

收集数据、绘制图表

记录个案做出正确反应、在提示之下做出正确反应的次数，算出占总数的百分比，然后绘图。

什么是灵活应变能力

灵活应变能力，指的是当所处环境发生变化时，个体愿意做出相应改变以适应环境。普通儿童在学步期的时候会形成一些生活规律，当这些规律发生变化时，他们会大发脾气。不过，一般来说，在 5 岁到 8 岁这个阶段，儿童对于一些合理的变化，就比较能够接纳了。然而，对于有些孤独症谱系障碍儿童来说，变化好像天然就让人难受、让人焦虑。他们在很多事情上都非常死板教条，各种各样的表现都有，有的是不能接受家里的东西挪了位置，有的是做事必须坚持某种固定程序，有的是外出只能走同一条路线，还有的是计划好的事情出现意外就不能接受。

不能灵活应变的人，常常会有以下表现。如果个案存在这些行为表现，那么提高灵活应变能力的教学活动就可能对他有所帮助。

- 不容易接受计划或者规律出现变化；
- 碰到新情况的时候不容易接受，或者需要很长时间才能适应；
- 要求事情必须按照某种方式或者程序来做，如果出现变化就很生气；
- 总是谈同样的话题或者做同样的事情；
- 碰到不熟悉的社交场合时很难与人互动；
- 不愿意尝试新事物；
- 非常挑食、只吃某些食物，或者只喜欢某种玩具；
- 表现"霸道"，经常指挥别人，觉得别人应该怎样做事。

想要了解帮助个案提高灵活应变能力的具体对策，请继续阅读后文的如何提高灵活应变能力课程。如果个案因为死板教条、不肯变通而难以控制自己的情绪，那么可以结合本章的如何提高情绪调节能力课程一起学习，这样会比较有帮助。想要了解更多提高灵活应变能力的内容，可以参考《不要放松奔目标！改善执行功能，提高孤独症谱系障碍儿童灵活应变能力》一书（Cannon,

Kenworthy, Alexander, Werner, & Anthony, 2011）。

如何提高灵活应变能力

教学环节

1. 首先列出在哪些事情上个案表现得比较死板教条、不肯变通。这些事情一部分可以用作案例，直接来教个案怎么提高灵活应变能力，还有一部分可以留着用来考查个案是否能够泛化。这些事情可能包括：

   a. 总是光脚，不能接受穿鞋穿袜子；

   b. 接受不了地毯出褶；

   c. 接受不了没提前约定就来访的客人；

   d. 走路或者开车的时候必须走同一条路；

   e. 接受不了计划改变；

   f. 接受不了东西挪地方；

   g. 接受不了点蜡烛；

   h. 接受不了手上有沙子。

2. 暴露疗法①和反应预防②。

   a. 暴露疗法。把个案暴露在他不能接受的情境中，不让他去"修正"，也不让他逃走。举个例子，如果个案每次看到地毯皱一点就要尖叫，那就告诉他现在就要把地毯弄皱，而且不许他抻平。

   b. 给予强化。如果个案能够平静地容忍之前不能接受的事情，那就给予强化。最开始的时候，个案可能只是容忍了一点，但只要他做到了就要大大地给予强化。例如，故意唱歌唱错了词，个案能坚持听上 5 秒钟都没发作，那就可以奖励他玩两分钟的电脑游戏。

   c. 用个案不能接受的事情反复练习。继续练习，凡是孩子不能接受但对家长来说又比较重要的事情，都可以用来练习。决定针对哪些事情进行干预的时候，要请家长和其他看护人一起参与决策，

---

① 译注：又译满灌疗法，指让病人暴露在不同的刺激性情境之中，使之逐渐耐受并能适应的一类疗法。

② 译注：又译反应阻止，是一种用以降低焦虑的行为治疗技术。

这一点很重要。举个例子，家长可能不太在乎孩子去不去海滩玩，所以对他们来说，孩子能不能接受手上沾到沙子，就不那么重要。但是，对于住在海边，也喜欢经常带孩子去海滩的家长，这一点就很重要了。

    d. 一小步一小步地来。刚开始的时候，步子不能迈得太大。选择个案不能接受的事情时，先选那些不是特别难的，这样的话，个案就比较容易保持平静，从而得到强化物。例如，最开始的时候，试试唱生日歌漏掉"生日"两个字。

    e. 考查泛化。继续练习，直到个案碰到之前从没练习过的事情也能平静地接受为止。

3. 让个案了解"灵活"的概念。可以把"灵活"和"死板"这两个词教给个案，让他明白这两个词分别是什么意思。告诉他，东西也有"灵活"和"死板"之分，举个例子，能弯曲变形的（比如熟面条、橡皮筋、橡皮泥等）就"灵活"，不能弯曲变形的（比如记号笔、遥控器、单杠等）就"死板"。灵活的东西会变、能弯，不一定总是一个模样。反之，死板的东西就不会变、不能弯，总是一个样。

4. 让个案了解思维的灵活性。告诉个案，人类的大脑也有"灵活"和"死板"之分。我们允许别人改变我们对某些事情的看法，决定尝试某种新事物或者新方法，或者试着做一些和平时不一样的事情，这都说明我们的大脑是灵活的或者开放的。除此之外，让个案明白，当事情没能像计划的那样发展时，如果我们愿意灵活变通一下，就不会那么容易生气，因为我们很变通，可以接受做些不一样的事情。如果我们非常死板教条的话，那除了生气就没有别的选择了，因为思路经常卡在那里绕不出来。因此，灵活一点，我们就自由一些，就能选择做一些不一样的事情，而不是停留在那里大发脾气。

5. 使用灵活应变表。设想一些场景，让个案思考，碰到这样的情况，如果灵活应对的话，会怎么样，如果死板教条的话，又会怎么样。下表中详细展示了"灵活"和"死板"的表现案例。和个案一起填写灵活应变表（图 7.2），写写怎么样灵活应对，如果死板教条的话，又是什么表现。填写该表的过程还能让个案学会思考要怎么做才算灵活应对。灵活应变的对策包括：

a.　随它去吧。采取这种对策，只需要忍着不去修正也不逃跑就行。如果个案看见地毯起皱就受不了，那么"随它去吧"这种对策就代表他可以接受地毯皱着，而不是去抻平。如果他一碰到沙子就大发脾气，那么"随它去吧"，意思就是手碰到沙子也可以接受。用脱敏疗法，一点点来，先让他看看沙子，然后用一个指头碰一下，再抓一把试试，之后再捧一捧撒出去，然后再让他帮忙一起搭个沙堡，这样比较好。

"灵活"和"死板"表现案例

场景	"死板"表现	"灵活"表现
妈妈开车没走平时走的路线	尖叫哭喊；惹妈妈生气	随它去吧；深呼吸；走这条路也能到
日程安排/日常规律出现变化	拒绝接受；迟到	随它去吧；想想好玩的地方；找个别的时间做我本来想做的事
怎么玩游戏，和人有分歧	不玩了；自己玩	和人商量；每个人都出点主意，定一个游戏规则
朋友想玩别的游戏	大发脾气、大喊大叫；不想好好玩	和人商量；玩一会儿自己想玩的，再玩一会儿对方想玩的；抛硬币决定先玩谁想玩的
丢了一个棋子	不玩了；没办法；朋友不想和我一起玩了	备选方案：从其他游戏的道具中找个棋子代替；继续玩，很开心
忘了自己喜欢的运动服	不得不回家；不参加了	备选方案：借件衣服
换老师了	不上学了，在课堂上大哭大闹	备选方案：到另外一个房间平静一会儿，然后回班级上课
正要出去玩的时候，有朋友意外来访	冲朋友大喊大叫，让他赶紧走	备选方案：请朋友跟着一起去玩

b. 备选方案。要让个案明白，如果他对于事情应该怎么发展、将来会是什么样子抱的期望值太高或者过于纠缠细节的话，那么总归会有失望的时候。和个案讨论一下，为什么说对将来的事情太过纠缠细节是思维死板教条的表现，为什么这样做容易让自己失望。告诉他，世界上的事情常常是不能尽如人意的，因此我们的心态要开放一些，不要老是纠结那些可能不会实现的东西，灵活一点对大家有好处。比如，个案约好了要到朋友家玩，本来想着在朋友家能玩好玩的游戏，可是没想到朋友的妈妈却决定带他们去公园，个案如果坚持原来的计划不肯变通，就会非常失望、备受打击。通过类似的例子让个案明白，如果计划不成，我们需要一个备选方案。让他理解如果坚持原来的计划不肯变通，就没法好好玩了。但是，如果能有个备选方案，想想去公园可以玩什么，或者找个时间再去朋友家玩一趟，他就依然能玩得很开心。从小事做起，而且不要只说不练，和个案一起分角色扮演，找不同的例子练习如何应变。

c. 商量、让步。有时候，关于想做什么、想玩什么，个案和他人会有不同意见。举个例子，跟小伙伴一起玩的时候，可能他想玩电子游戏，但小伙伴想玩棋牌。如果个案非常死板、不肯变通，非要玩电子游戏不可，那就没办法好好跟小伙伴一起玩了。让个案明白，他和小伙伴可以互相商量，各让一步，这样的话两个人都可以做自己想做的事情。在这种情况下，他俩既可以玩电子游戏，又可以玩棋牌。想要决定先玩什么的话，可以抛硬币，或者同时说出 1 到 10 的某个数字，以大小决胜负，还可以用"石头剪刀布"来定输赢，胜出者有权选择先玩什么。

灵活应变表

不能灵活应变的事情：

如果我死板不变通的话，会怎么样？

我该怎么才能灵活一点呢？
　随它去吧
　妥协一下
　备选方案

如果我灵活应变的话，会怎么样？

其他：_____

我会使用的应变策略：

图 7.2　灵活应变表，与如何提高灵活应变能力课程配套使用

"掌握技能" 的标准

等到个案碰到之前没有遇到过的情况也能始终做到灵活应变的时候，我们就可以认为他已经掌握了该项技能。连续两到三个星期，在观测时段内碰到之前不能接受的各种事情时，个案以往的死板教条表现减少了 90% 以上，那就算是达到掌握的程度。

收集数据、绘制图表

采取暴露疗法和反应预防的时候，可以记录个案表现死板、不肯变通的次数。不同的人，其表现可能也各不相同，有的是抱怨、哭喊或者尖叫，有的是一下子躺到地上，还有的会拼命要恢复原状，等等。记录下这些行为出现的频次之后，用总数除以观察时长，算出每分钟的出现频率。算出每个观察时段的出现频率，然后绘图。

第八章 可能出现的问题、预防措施或解决方法

本书教授的这些技能是极为复杂的，比应用行为分析教程里那些常见的内容要复杂得多。实际上，这些技能中的绝大部分，很多普通儿童和成人在学习的过程中也需要辅助！因此，如果你觉得比起那些简单一点的技能，本书中提到的这些技能要更难教一些，这也没什么好奇怪的。不过，如果你对循证行为干预的程式有所了解的话，严格遵循本书提到的教学环节组织教学活动，同时多花点心思根据自己所带个案的情况进行个别化的调整，他就能够学会这些技能了。如果觉得个案没有进步，那么需要考虑的因素有很多。教学过程中可能会出现哪些问题，又应该如何预防或者解决呢？本章中梳理了一些较为重要的建议，在执行功能教学中可能会有帮助。

前事控制策略

把个案喜欢的活动加入教学活动中来。想想个案有比较喜欢的活动吗？就是那种开展起来比较顺利的活动。如果条件允许的话，选择和这些活动类似的事情作为教学活动。举个例子，学习如何延长专注时间的时候，可以先想想，有哪些活动是个案已经能够保持专注、坚持做完的，选择和这些活动类似的活动进行教学。之后，随着个案在这类任务上做得越来越好，可以逐渐扩展到他不太喜欢的活动上去。

开始的时候，可以先替个案写字。本书有很多表格需要填写，有些表格是让个案自己填写的。如果个案不喜欢写字，看护者可以做些变通，依据个案口述来填写。也可以针对个案不爱写字这个情况设定一个干预目标，这对大部分执行功能课程都很有帮助。

注意强化环节

给予强化要有条件、设门槛。打算当作强化物的、个案非常想要的东西，不能让他随随便便就拿到手。否则，这个强化物就很容易贬值，个案会失去"赚取"强化物的动力。另外，现在这个时代，电子产品可以起到很大的强化作用，所以建议不要让个案简简单单就能拿到电子产品或者他非常想要的东西。如果家长或者看护人不大愿意太过限制个案使用电子产品，那么可以考虑留着某个电子游戏平时不给他玩，只有在学习执行功能的过程中做出正确反应才可以玩。

提高强化的质和量。增加强化次数、提高强化质量。举个例子，以前个案做出正确反应，或完成某项任务，或专心做事达到规定时间以后，就能得到绩点，那么现在可以考虑将强化换成休息一下。

撤出强化要一点一点地来。如果个案没有继续使用新学会的技能，可能是因为撤出强化太快了。如果是这种情况，一定要保证自然强化还在，条件允许的话，人为的强化也要保留。要注意，强化撤出得太快，新学会的技能可能就会用得越来越少，直至最终消失。我们的目标是靠自然强化来保证个案一直能使用该项技能，不过，对于有些个案，没有什么东西能产生自然强化的效果。一般自然强化都是得到他人的关注和认可，得个高分、不失败，感觉自己很棒，等等。但是对于有些个案来说，这些东西没有什么激励作用，所以行为后果对他们也就没有强化作用。因此，他们还是需要看护人给予某种类型的人为强化，可以是零花钱，或者是他们想要的东西。

多给学习机会

执行功能较弱，导致的自然后果可能比较严重，但是这种情况却不常出现，不足以让人从中吸取经验、学习改进。因此，在教学过程中，一定要保证有足够多的学习机会，这一点很重要。和其他所有技能一样，对于与执行功能相关的各项技能也是熟能生巧。建议一次只选一到两项技能进行干预，这样可以集中精力，帮助个案学习这些技能来达到掌握的程度。无论是对于个案还是对于看护人，同时干预的行为越多，产生的压力就越大。一旦明确需要干预的目标行为，就要抓住一切机会或者创造机会让个案多多练习。一定要处处注意、时时留心，看看怎么才能创造尽可能多的练习机会。如果打算花 30 分钟帮助个案学习如何解决问题，那么最好是安排个案学习解决 3 个小问题，每个问题花 10 分钟，而不是花 30 分钟学习解决一个大问题。

重视子技能和前备技能

如果个案在学习某项技能的时候进步很小，那么需要考虑把该项技能分解得更细，变成多项子技能，之后一次只教一项子技能。除此之外，还要注意一下，个案的进步很小是不是因为某些前备技能学得不够扎实。例如，想要学习如何解决问题、如何调节自己的情绪，就需要个案能够梳理自己的想法，能考虑到可能采取什么行动、可能造成什么后果等。如果个案不具备这个能力，不会分析眼下马上就要采取的行动及其可能导致的后果（讨论分析行为和后果之间的因果关系，又称总结规律），那么个案就需要先单独学习这项技能。

解决注意力问题

如果从头到尾专注某项任务，个案坚持不下来或者受不了，那就试试本书第一章中提到的正向链锁法或者逆向链锁法，也可以考虑把一项任务分成几段完成。以写作业来举例，安静写一会儿，就休息一下。想要了解有关延长专注时间的详细内容，可以参考本书第三章中的如何保持专注一课。

使用手机应用软件

本书提供了很多用于执行功能课程教学的纸质工具，不过，也有很多手机应用软件可以在线购买。如果你觉得个案使用电子产品的效果会更好，可以找找类似的手机应用软件作为本书资料的补充。

提高学习兴趣

对于执行功能较弱的人来说，学习如何改善执行功能可能比较艰难，对于干预老师来说，教起来也不容易，双方可能都会有困惑和泄气的时候。因此，一定要尽量保证让教学活动有趣一点，可以把这些课程做成游戏，还可以把个案喜欢的人物、电影等结合进去。能把课上得有趣，一个重要标志就是老师和学生都面带笑容。保持乐观、积极向上！一定要记住，当自己的学生在自理、自立、自主、自觉各方面都能迈上一个新台阶时，他那个大大的笑容也会为你绽放！

译　后　记

去年年末，美国疾病控制预防中心发布报告，每 44 名 8 岁儿童中就有 1 人确诊孤独症，确诊儿童中有三分之二（64.8%）没有智力障碍。对这部分群体的诊断常常被定义为高功能孤独症或者阿斯伯格综合征，虽然 DSM-5 已经取消了这一诊断名称，将其归入孤独症谱系障碍。

孩子没有智力障碍，经常会给人一种错觉，就是学习能力应该没有问题。生活中，也确实有很多家长被"智商"这个概念蒙蔽了双眼，觉得孩子只要智商没有问题，学习（不单指学业上的，还有生活上的）就应该没问题，如果有问题，那就是还不够努力。有多少孩子从小到大都在这种误解和责难中苦苦挣扎，最后连自己也失去了希望。

美国作家、谱系人士詹妮弗•奥图尔（Jennifer O'Toole）曾经这样描述过她的困惑：作为谱系，最难的就是不明白为什么我这么聪明，但是还觉得自己这么笨呢？我的大脑怎么可以对某些东西掌握得那么好，而对有些东西简直无可救药的糟呢？连生活中最基本的、最普通的事都搞不清楚——"智力"这个东西又有什么用呢？这种困惑，詹妮弗有过，天宝•格兰丁有过，蒂姆•佩吉（Tim Page，普利策奖得主）有过，无数的谱系人士及其家长、老师也都有过。

本书中有这样一段描述，对这些场景，相信谱系孩子和 A 娃（圈里对 ADHD 孩子的昵称）家长以及老师都不陌生：

没有条理性，特别容易走神儿，常常忘了自己在做什么，就连做好上学准备这样的事，都得家长不停地唠叨才能完成。总是分心，所以不管是上学还是课外活动，迟到简直就是家常便饭。总是丢三落四，带出去的东西忘了带回来，也记不得丢在哪儿了，不是外套就是水杯，要不就是足球。甚至在家也能丢东西，因为自己的东西从来不收拾。回家做作业的时候才发现教材没带回来，好不容易做完了作业，第二天可能又忘了交。书包、桌子、柜子，永远乱七八糟的，像垃圾堆一样。行事冲动，做事总是不过脑子，考虑不到后果。一碰到问题很容易就卡住了，不能灵活应变，控制不住情绪。

也难怪有研究说：孤独症人士的特征之一，就是其日常生活能力往往远远低于其智商水平，而这种差距越大，就越有可能出现心理健康问题（Kraper et al.，2017）。

问题到底出在哪里呢？

归根结底在于谱系人士，尤其是没有合并智力障碍的谱系人士的执行功能和智商水平之间的差距实在太大了。执行功能包括工作记忆、启动任务的能力、保持专注的能力、行为抑制能力、灵活应变能力、规划能力、组织条理性和解决问题的能力。总而言之，执行功能的强弱，决定了我们的大脑能不能高效、成功地理顺、协调我们的所作所为、所思所感。通俗点说，智商和执行功能不匹配，就相当于 2 个 T 的硬盘配了个 286 的处理器。如果没人了解这种特别的配置，没有专门的帮助，有些事情，谱系孩子和 A 娃确实就是做不到，即便智商再高，也依然难以应付日常生活的要求。

翻译这本书的时候正逢疫情在家封闭，第一天的时候我打开这本书，给自己立了一个 flag，半个月翻完，也算测试一下自己的执行功能如何。翻译的时候我常常想，要是执行功能比较弱的话，这个时候我会在干什么？要想提高工作效率的话，我又可以怎么做？几乎每一天、每一分、每一秒，我都会有意识地按照书里提供的方法安排自己的工作和生活，半个月之后的完稿，也算是对这本书所讲述内容的一个实践成果。

对于教师来说，这是一本详细的教案，对于家长来说，这是一本说明书。都说孩子生下来时没有自带说明书，谱系孩子更是，那么就把这本书当作说明书吧，让我们了解谱系孩子的特别配置，让我们帮助他们提高处理器的速度。

陈烽

2022 年 6 月 6 日

大连

关于作者

　　阿德尔·C. 纳佳德沃斯基（Adel C. Najdowski, PhD, BCBA-D)，佩珀代因大学副教授和行为心理学硕士项目主任。在为孤独症儿童提供基于 ABA 的服务这一领域已有 20 年工作经验。2005 年至 2010 年期间，她领导开发了"技能"，这是一项为孤独症儿童提供的在线课程。2014 年，与人合著了《孤独症儿童循证干预 CARD 模式》一书。她一共发表了 40 多篇文章，其中包括期刊、学术著作中的章节以及大众媒体上的文章。曾在《应用行为分析杂志》和《实践中的行为分析》的编辑委员会任职，并担任《孤独症谱系障碍研究》专刊的客座编辑。

　　目前的研究方向包括向孤独症儿童传授高阶技能和孤独症儿童课程的设计与评估。

注　意

　　本书涉及领域的知识和实践标准在不断变化。新的研究和经验拓展我们的理解，因此须对研究方法、专业实践或医疗方法作出调整。从业者和研究人员必须始终依靠自身经验和知识来评估和使用本书中提到的所有信息、方法、化合物或本书中描述的实验。在使用这些信息或方法时，他们应注意自身和他人的安全，包括注意他们负有专业责任的当事人的安全。在法律允许的最大范围内，爱思唯尔、译文的原文作者、原文编辑及原文内容提供者均不对因产品责任、疏忽或其他人身或财产伤害及/或损失承担责任，亦不对由于使用或操作文中提到的方法、产品、说明或思想而导致的人身或财产伤害及/或损失承担责任。

图书在版编目（CIP）数据

孤独症及注意障碍人士执行功能提高手册/ (美) 阿德尔·C. 纳佳德沃斯基著；陈烽译. --北京：华夏出版社有限公司，2023.1（2024.8 重印）

书名原文: Flexible and Focused: Teaching Executive Function Skills to Individuals with Autism and Attention Disorders

ISBN 978-7-5222-0402-4

Ⅰ. ①孤… Ⅱ. ①阿… ②陈… Ⅲ. ①孤独症－防治－手册 Ⅳ. ①R749.4-62

中国版本图书馆 CIP 数据核字(2022)第 148865 号

This edition Flexible and Focused by Adel Najdowski is published by arrangement with Elsevier Inc. of Suite 800, 230 Park Avenue, New York, NY 10169, USA.

Copyright © 2017 Elsevier Inc. All rights reserved.

Authorized Chinese translation published by Huaxia Publishing House Co., Ltd.

本版由 ELSEVIER INC 授权华夏出版社有限公司在中国大陆地区（不包括香港、 澳门以及台湾地区）出版发行。本版仅限在中国大陆地区（不包括香港、澳门以及台湾地区）出版及标价销售。未经许可之出口，视为违反著作权法，将受民事及刑事法律之制裁。

©华夏出版社有限公司 未经许可，不得以任何方式使用本书全部及任何部分内容，违者必究。

北京市版权局著作权合同登记号：图字 01-2022-1591 号

孤独症及注意障碍人士执行功能提高手册

作　　者	［美］阿德尔·C. 纳佳德沃斯基
译　　者	陈　烽
责任编辑	许　婷　马佳琪

出版发行	华夏出版社有限公司
经　　销	新华书店
印　　装	三河市少明印务有限公司
版　　次	2023 年 1 月北京第 1 版　　2024 年 8 月北京第 2 次印刷
开　　本	720×1030　1/16 开
印　　张	7
字　　数	60 千字
定　　价	48.00 元

华夏出版社有限公司　地址：北京市东直门外香河园北里 4 号　　邮编：100028
网址：www.hxph.com.cn　电话：（010）64663331（转）

若发现本版图书有印装质量问题，请与我社营销中心联系调换。